U0250996

传统医学典籍整理与医术传承书系 第一辑

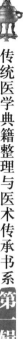

保婴神术
[明] 四明陈氏 著集 李磊 罗桂青 校注

小儿推拿秘旨
[明] 龚廷贤 撰 罗桂青 李磊 校注

小儿推拿秘诀
[明] 周于蕃 撰 罗桂青 李磊 校注

BAOYING SHENSHU
XIAOER TUINA MIZHI
XIAOER TUINA MIJUE

长江出版传媒
湖北科学技术出版社

图书在版编目（CIP）数据

保婴神术 /（明）四明陈氏著集；李磊，罗桂青校注．小儿推拿秘旨 /（明）龚廷贤撰；罗桂青，李磊校注．小儿推拿秘诀 /（明）周于蕃撰；罗桂青，李磊校注．-- 武汉：湖北科学技术出版社，2024. 12.（传统医学典籍整理与医术传承书系）．-- ISBN 978-7-5706-3680-8

Ⅰ．R244.15

中国国家版本馆 CIP 数据核字第 2024FL7272 号

责任编辑：徐　丹　　　　　　　　　　　　　　封面设计：喻　杨
责任校对：郑赵颖　陈横宇　　　　　　　　　　插　图：王邦铭

出版发行：湖北科学技术出版社
地　　址：武汉市雄楚大街 268 号（湖北出版文化城 B 座 13—14 层）
电　　话：027-87679454　　　　　　　　　　　　邮　编：430070

印　　刷：湖北新华印务有限公司　　　　　　　　邮　编：430035

787 毫米 ×1092 毫米　　　1/16　　　　　　13.25 印张　　180 千字
2025 年 2 月第 1 版　　　　　　　　　　　　　2025 年 2 月第 1 次印刷
定　　价：68.00 元

（本书如有印装问题，可找本社市场部更换）

总　目　录

保婴神术

著集　明·四明陈氏

校注　李磊　罗桂青

校 勘 说 明

　　《保婴神术》见于杨继洲的《针灸大成》卷十，标题下有《按摩经》三字注明出处。《针灸大成》卷首靳贤《针道源流》中称："《小儿按摩经》，四明陈氏著集。"是靳贤抄录了四明陈氏《小儿按摩经》的主要内容，而以《保婴神术》为名，收载于《针灸大成》中。但《小儿按摩经》并非杨继洲家传，亦非针灸专著，靳贤将其收入《针灸大成》中的缘由不得而知。按四明当指浙江宁波，至于陈氏的生平事迹则无所查考。由于《小儿按摩经》并无单行本流传，《针灸大成》所载是否就是《小儿按摩经》的全部内容，颇难断定，因此本书仍循《针灸大成》编例，名之为《保婴神术》。

　　据赵文炳《刻针灸大成序》，《针灸大成》初刻于明万历二十九年（1601年），则《小儿按摩经》的成书年代应该更早，均早于龚廷贤于明万历三十二年（1604年）成书的《小儿推拿秘旨》和周于蕃于明万历三十三年（1605年）成书的《小儿推拿秘诀》，因此《小儿按摩经》是现存最早的小儿推拿专著。《针灸大成》所载录的《保婴神术》中对小儿推拿手法操作、所治病症等叙述颇详，除此之外，还对小儿常用的察面色、辨三关等诊断方法以及小儿调养和针灸宜忌等诸多方面进行了深入的阐述。其中丰富的内容对儿科临床至今仍有着重要参考价值。

　　本书以人民卫生出版社1955年出版的《针灸大成》明刊本影印本为底本，以清光绪六年（1880年）扫叶山庄刻本为对校本进行校勘。兹将有关校勘事项说明如下：

　　1. 原书竖排，兹改为横排。

　　2. 原书有简短目录，但疏漏甚多，现与正文相对照，补足目录。

　　3. 原书重新标点。

　　4. 原书中的古今字、通假字、异体字、俗体字等，一律改为现今的通行字。

5. 原书中的明显错讹字，径改不出校注。

6. 原书文图多有错乱之处，现将插图重新排列，分别置于相应条文之下。

7. 原书中插图则比照原图重新绘制。

目　录

5

要 穴 图

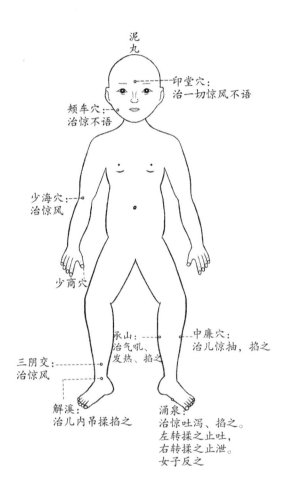

泥丸

印堂穴：
治一切惊风不语

颊车穴：
治惊不语

少海穴：
治惊风

少商穴

承山：
治气吼、
发热、掐之

中廉穴：
治儿惊抽，掐之

三阴交
治惊风

解溪：
治儿内吊揉掐之

涌泉：
治惊吐泻、掐之。
左转揉之止吐，
右转揉之止泄。
女子反之

图一　要穴图

穴法不详注，针卷考之甚详。

夫小儿之疾，并无七情所干，不在肝经，则在脾经；不在脾经，则在肝经。其疾多在肝、脾两脏，此要诀也。急惊风属肝木风邪有余之症，治宜清凉苦寒，泻气化痰。其候或闻木声而惊，或遇禽兽驴马之吼，以致面青、口噤，或声嘶啼哭而厥。发过则容色如常，良久复作。其身热、面赤，因引口鼻中气热，大便赤黄色，惺惺不睡。盖热甚则生痰，痰盛则生风，偶因惊而发耳。内服镇惊清痰之剂，外用掐揉

7

按穴之法，无有不愈之理。至于慢惊，属脾土中气不足之症，治宜中和，用甘温补中之剂。其候多因饮食不节，损伤脾胃，以泄泻①日久，中气太虚，而致发搐；发则无休止，其身冷、面黄、不渴、口鼻中气寒、大小便青白、昏睡露睛、目上视、手足瘈疭、筋脉拘挛。盖脾虚则生风，风盛则筋急，俗名"天吊风"者，即此候也。宜补中为主，仍以掐揉按穴之法，细心运用，可保十全矣。又有吐泻未成慢惊者，急用健脾养胃之剂，外以手法按掐对症经穴，脉络调和，庶不致变慢惊风也。如有他症，穴法详开于后，临期选择焉。

手 法 歌

心经有热作痰迷，天河水过作洪池。
肝经有病儿多闷，推动脾土病即除。
脾经有病食不进，推动脾土效必应。
肺经受风咳嗽多，即在肺经久按摩。
肾经有病小便涩，推动肾水即救得。
小肠有病气来攻，板门横门推可通。
用心记此精宁穴，看来危症快如风。
胆经有病口作苦，好将妙法推脾土。
大肠有病泄泻多，脾土大肠久搓摩。
膀胱有病作淋疴，肾水八卦运天河。
胃经有病呕逆多，脾土肺经推即和。
三焦有病寒热魔，天河过水莫蹉跎。
命门有病元气亏，脾土大肠八卦推；
仙师授我真口诀，愿把婴儿寿命培。
五脏六腑受病源，须凭手法推即痊；
俱有下数不可乱，肺经病掐肺经边；
心经病掐天河水，泻掐大肠脾土全；
呕掐肺经推三关，目昏须掐肾水添；

---

① "泄泻"，原本作"泻泄"二字。光绪本同。据文义乙正。

再有横纹数十次，天河兼之功必完。

头痛推取三关穴，再掐横纹天河连；

又将天心揉数次，其功效在片时间。

齿痛须揉肾水穴，颊车推之自然安。

鼻塞伤风天心穴，总筋脾土推七百。

耳聋多因肾水亏，掐取肾水天河穴；

阳池兼行九百功，后掐耳珠旁下侧。

咳嗽频频受风寒，先要汗出沾手边；

次掐肺经横纹内，乾位须要运周环。

心经有热运天河，六腑有热推本科；

饮食不进推脾土，小水短少掐肾多。

大肠作泻运多移，大肠脾土病即除；

次取天门入虎口，揉脐龟尾七百奇。

肚痛多因寒气攻，多推三关运横纹；

脐中可揉数十下，天门虎口法皆同。

一去火眼推三关，一百二十数相连；

六腑退之四百下，再推肾水四百完；

兼取天河五百遍，终补脾土一百全。

口传笔记推摩诀，付与人间用意参。

观形察色法

凡看小儿病，先观形色，切脉次之。盖面部气色，总见五位色青者，惊积不散，欲发风候；五位色红者，痰积壅盛，惊悸不宁；五位色黄者，食积癥伤，疳候痞癖；五位色白者，肺气不实，滑泄吐利；五位色黑者，脏腑欲绝，为疾危。面青、眼青肝之病，面赤心之病，面黄脾之病，面白肺之病，面黑肾之病。先别五脏，各有所主，次探表里虚实病之由。肝病主风，实则目直大叫、项急、烦闷，虚则咬牙、呵欠；气热则外生，气温则内生。心病主惊，实则叫哭、发热、饮水而搐、手足动摇，虚则困卧、惊悸不安。脾病主困，实则困睡、身热、不思乳食；虚则吐泻生风。肺病主喘，实则喘乱喘促，有饮水者，不饮水者；虚则哽气长，出气短，喘息。肾病主虚无实，目无精光、畏明、体骨重、痘疹黑陷。以上之症，更当别其虚实症候。假如肺病，又见肝症，咬牙、多呵欠者易治，肝虚不能胜肺故也。若目直、大叫哭、项急、烦闷难治。盖肺久病则虚冷，肝强实而胜肺也。视病之虚实，虚则补其母，实则泻其子也。

论　色　歌

眼内赤者心实热，淡红色者虚之说；
青者肝热浅淡虚，黄者脾热无他说；
白面混者肺热侵，目无精光肾虚诀。

儿子人中青，多因果子生；
色若人中紫，果食积为痞；
人中现黄色，宿乳蓄胃成；
龙角青筋起，皆因四足惊；
若然虎角黑，水扑是其形；
赤色印堂上，其惊必是人；
眉间赤黑紫，急救莫沉吟；
红赤眉毛下，分明死不生。

认　筋　法　歌

囟门八字甚非常，筋透三关命必亡；
初关乍入或进退，次部相侵亦何妨？
赤筋只是因膈食，筋青端被水风伤；
筋连大指是阴症，筋若生花定不祥此有祸祟之筋；
筋带悬针主吐泻，筋纹关外命难当；

四肢痰染腹膨胀，吐乳却因乳食伤；

鱼口鸦声并气急，犬吠人吓自惊张；

诸风惊证宜推早，如若延迟命必亡；

神仙留下真奇法，后学能通第一强。

凡看鼻梁上筋，直插天心一世惊。

初生时，一关有白，谨防三朝。

二关有白，谨防五日之内。

三关有白，谨防一年之外。

凡筋在坎上者即死，坎下者三年。又有四季本色之筋，虽有无害。

青者是风，白者是水，红者是热，赤者乳食所伤。

凡慢惊将危，不能言，先灸三阴交，二泥丸，三颊车，四少商，五少海穴；看病势大小，或三壮、五壮、一壮，至七七壮；辨男女右左，十有十活。如急惊、天吊惊，掐手上青筋，煅^①脐上下，掐两耳，又掐总筋穴。

内吊惊，掐天心穴。

慢惊不省人事，亦掐总筋穴。

急惊如死，掐两手筋。

眼闭，瞳子髎泻。

牙关紧，颊车泻。

口眼俱闭，迎香泻。

以上数法，乃以手代针之神术也。亦分补泻。

---

① "煅"，光绪本作"灸"。

面部五位歌

面上之证额为心，鼻为脾土是其真；
左腮为肝右为肺，承浆属肾居下唇。

命门部位歌

中庭与天庭，司空及印堂；
额角方广处，有病定存亡；
青黑惊风恶，体和润泽光；
不可陷兼损，唇黑最难当；
青甚须忧急，昏暗亦堪伤；
此是命门地，医师妙较量。

面眼青肝病，赤心，黄脾，白肺，黑肾病也。

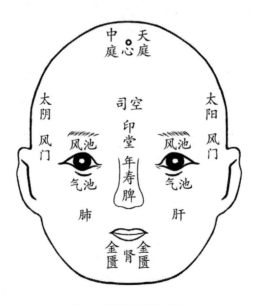

图二　面部五位命门图

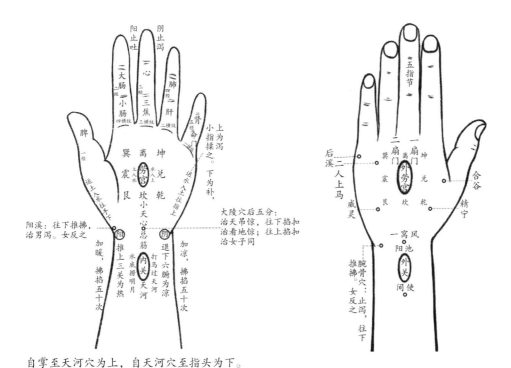

自掌至天河穴为上，自天河穴至指头为下。

图三　男子左手正面之图

图四　男子左手背面之图

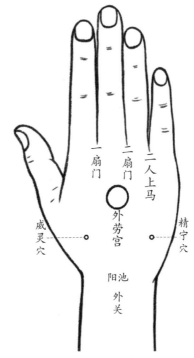

图五　女子右手正面之图

图六　女子右手背面之图

阳掌图各穴手法仙诀

掐心经，二掐劳宫，推上三关，发热出汗用之。如汗不来，再将二扇门揉之、掐之，手心微汗出，乃止。

掐脾土，曲指左转为补，直推之为泻。饮食不进、人瘦弱、肚起青筋、面黄、四肢无力用之。

掐大肠，侧倒推入虎口，止水泻、痢疾，肚膨胀用之。红痢补肾水，白多推三关。

掐肺经，二掐离宫起至乾宫止，当中轻、两头重。咳嗽化痰，昏迷、呕吐用之。

掐肾经，二掐小横纹，退六腑，治大便不通、小便赤色涩滞、肚作膨胀、气急、人事昏迷、粪黄者。退凉用之。

推四横纹，和上下之气血。人事瘦弱、奶乳不思、手足常掣、头偏左右、肠胃湿热、眼目翻白者用之。

掐总筋、过天河水，能清心经。口内生疮、遍身潮热、夜间啼哭、四肢常掣。去三焦、六腑、五心潮热病。

运水入土，因水盛土枯、五谷不化用之。运土入水，脾土太旺、水火不能即济用之。如儿眼红、能食，则是火燥土也，宜运水入土，土润而火自克矣。若口干、眼翻白、小便赤涩，则是土盛水枯，运土入水，以使之平也。

掐小天心，天吊、惊风，眼翻白、偏左右，及肾水不通用之。

分阴阳，止泄泻、痢疾。遍身寒热往来、肚膨呕逆用之。

运八卦，除胸肚膨闷、呕逆、气吼噎。饮食不进用之。

运五经，动五脏之气。肚胀、上下气血不和、四肢掣、寒热往来。去风，除腹响。

揉板门，除气促、气攻、气吼、气痛。呕胀用之。

揉劳宫，动心中之火热，发汗用之。不可轻动。

推横门向板门，止呕吐；板门推向横门，止泻。如喉中响，大指掐之。

总位者，诸经之祖，诸症掐效。嗽甚，掐中指一节。痰多，掐手背一节。手指甲筋之余，掐内止吐，掐外止泻。

阴掌图各穴手法仙诀

掐两扇门，发脏腑之汗。两手掐揉，平中指为界。壮热汗多者，揉之即止。又治急惊、口眼歪斜，左向右重，右向左重。

掐二人上马，能补肾，清神顺气，苏醒沉疴。性温和。

掐外劳宫，和脏腑之热气。遍身潮热、肚起青筋，揉之效。

掐一窝风，治肚疼、唇白眼白、一哭一死者。除风去热。

掐五指节，伤风被水吓、四肢常掣、面带青色用之。

掐精宁穴，气吼、痰喘、干呕、痞积用之。

掐威灵穴，治急惊暴死。掐此处有声可治，无声难治。

掐阳池，止头痛、清补肾水、大小便闭塞或赤黄、眼翻白。又能发汗。

推外关、间使穴，能止转筋、吐泻。外八卦，通一身之气血，开脏腑之秘结，穴络平和而荡荡也。

小儿<small>针用毫针，艾炷如小麦，或雀粪大</small>

《宝鉴》曰："急慢惊风，灸前项。若不愈，灸攒竹、人中各三壮。"

或谓急惊属肝，慢惊属脾，《宝鉴》不分。灸前顶、攒竹二穴，俱太阳、督脉，未详其义。

小儿慢惊风，灸尺泽各七壮。

初生小儿，脐风、撮口，灸然谷三壮；或针三分，不见血。立效。

小儿癫痫、症瘕、脊强互相引，灸长强三十[①]壮。

小儿癫痫、惊风、目眩，灸神庭一穴七壮。

小儿风痫，先屈手指如数物乃发也，灸鼻柱直发际宛宛中三壮。

小儿惊痫，先惊怖啼叫乃发，灸后顶上旋毛中三壮，两耳后青丝脉。

小儿癖气久不消，灸章门各七壮，脐后脊中灸二七壮。

---

① "十"，光绪本作"七"。

小儿胁下满、泻痢、体重、四肢不收、痃癖积聚、腹痛不嗜食、痎疟寒热，又治腹胀引背、食饮多、渐渐黄瘦。灸十一椎下两旁，相去各一寸五分，七壮。小儿黄疸，灸三壮。

小儿疳瘦、脱肛、体瘦、渴饮、形容瘦瘁，诸方不瘥，灸尾闾骨上三寸陷中三壮。兼三伏内，用杨汤水浴之，正午时灸；自灸之后，用帛子拭，见有疳虫随汗出。此法神效。

小儿身羸瘦、贲豚、腹胀、四肢懈惰、肩背不举，灸章门。

小儿吐乳汁，灸中庭一壮。

小儿脱肛、泻血，秋深不效，灸龟尾一壮。

脱肛，灸脐中三壮。《千金》云："随年壮。"

脱肛久不瘥，及风痫、中风、角弓反张、多哭、语言不择，发无时节，甚则吐涎沫，灸百会七壮。

戒逆针灸 无病而先针灸曰"逆"

小儿新生，无病不可逆针灸之，如逆针灸，则忍痛动其五脏，因善成痫。河洛关中，土地多寒，儿喜成痓，其生儿三日，多逆灸以防之。吴蜀地温，无此疾也。古方既传之，今人不分南北灸之，多害小儿也。所以田舍小儿任其自然，得无横夭也。

初 生 调 护 [①]

怀娠

怀娠之后，必须饮食有常，起居自若，使神全气和，则胎常安，生子必伟。最忌食热毒等物，庶生儿免有脐突、疮痈。

初诞

婴儿在胎，必籍胎液以滋养之。初离母体，口有液毒，啼声未出，急用软绵裹

---

① "初生调护"，原本脱此四字。光绪本同。据原目录补。

大人指，拭儿口中恶汁，得免痘疮之患。或有时气侵染，只出肤疮，易为调理。

回气俗谓"草迷"

初生气欲绝，不能啼者，必是难产，或冒寒所致。急以绵絮包裹，抱怀中，未可断脐，且将胞衣置炭火炉中烧之；仍作大纸捻，蘸清油点着，于脐带上往来遍燎之。盖脐带得火气，由脐入腹。更以热醋汤洗脐带，须臾气回，啼声如常，方可浴洗。毕，断脐带。

便结

小儿初生，大小便不通、腹胀欲绝者，急令大人以温水漱了口，吸哑儿前后心，并脐下、手足心，共七处；每处哑三五次，每次要漱口，以红赤为度。须臾自通。

浴儿

浴儿用猪胆一枚，投汤中，免生疮疥。浴时看汤冷热，无令儿惊而成疾也。

断脐

断脐不可用刀剪，须隔单衣咬断，后将暖气呵七遍，缠结所留脐带，令至儿足附上，当留六寸；长则伤肌，短则中寒，令儿肚中不调，或成内吊。若先断后浴，恐水入脐中，令儿腹痛。断讫，连脐带中多有虫者，宜急剔去，不然，虫自入腹成疾。断脐之后，宜用热艾厚裹，包用白绵。若浴儿将水入脐中，或尿在裙包之内，湿气伤脐；或解脱裙包，为风冷邪气所侵，皆令儿脐肿、多啼、不乳，即成脐风。

脐风

儿初生六七日，患脐风，百无一活。用青绢裹大人指，蘸温水于儿上下牙根上，将如粟米大红泡子拭破即愈。

剃头

小儿月满剃头，须就温暖避风处。剃后以杏仁三枚，去皮尖研碎，入薄荷三叶同研，却入生麻油三四滴，腻粉拌和，头上拭，以避风伤，免生疮疥热毒。

护养

小儿脾胃嫩弱，父母或以口物饲之，不能克化，必致成疾。

小儿于天气和暖，宜抱出日中嬉戏，频见风日，则血凝、气刚、肉坚，可耐风寒，不致疾病。

抱小儿勿泣，恐泪入儿眼，令眼枯。

小儿夜啼，用灯心烧灰，涂乳上与吃，即止。

小儿腹胀，用韭菜根捣汁，和猪脂煎服。

小儿头疮，用生芝麻口中嚼烂，涂之。切忌不可搽药。

小儿患秋痢，与枣食之，良。或与柿饼子①食。

小儿宜以菊花为枕，则清头目。

小儿入夏，令缝囊盛杏仁七个，去皮尖，佩之，闻雷声不惧。

小儿一期之内，衣服宜以故帛、故绵为之。用新太暖，令肌肉缓弱，蒸热成病。不可裹足覆顶，致阳气不出，多发热。

小儿不宜食肉太早，伤及脾胃，免致虫积、疳积。鸡肉能生蛔虫，宜忌之，非三岁以上勿食。

忍三分寒，吃七分饱，多揉肚，少洗澡。

小儿不可令就瓢及瓶饮水，语言多讷。

小儿勿令入神庙中，恐神精闪灼，生怖畏。

面 色 图 歌

额印堂、山根

额红大热燥，青色有肝风；

印堂青色见，人惊火则红；

山根青隐隐，惊遭是两重；

若还斯处赤，泻燥定相攻。

年寿

年上微黄为正色，若平更陷夭难禁；

急因痢疾黑危候，霍乱吐泻黄色深。

鼻准、人中

鼻准微黄赤白平，深黄燥黑死难生；

---

① "子"，光绪本无此字。

人中短缩吐因痢，唇反黑候蛔必倾。

正口

正口常红号曰"平"，燥干脾热积黄生；
白主失血黑绕口，青黑惊风尽死形。

承浆、两眉

承浆青色食时惊，黄多吐逆痢红形；
烦躁夜啼青色吉，久病眉红死症真。

两眼

白睛赤色有肝风，若是黄时有积攻；
或见黑睛黄色现，伤寒病症此其踪。

风池、气池、两颐

风气二池黄吐逆，躁烦啼叫色鲜红；
更有两颐胚样赤，肺家客热此非空。

两太阳

太阳青色惊方始，红色赤淋萌蘖起；
要知死症是何如？青色从兹生入耳。

两脸

两脸黄为痰实咽，青色客忤红风热；
伤寒赤色红主淋，二色请详分两颊。

两颐、金匮、风门

吐虫青色滞颐黄，一色颐间两自详；
风门黑疝青惊水，纹青金匮主惊狂。

辨小儿五色受病症

面黄青者，痛也。色红者，热也。色黄者，脾气弱也。色白者，寒也。色黑者，肾气败也。

哭者，病在肝也。汗者，主心。笑者，主脾而多痰。啼者，主肺有风。睡者，主肾有亏。

察色验病生死诀

面上紫，心气绝，五日死。面赤、目陷，肝气绝，三日死。面黄、四肢重，脾气绝，九日死。面白、鼻入奇纶，肺气绝，三日死。胸如黄熟豆，骨气绝，一日死。面黑、耳黄、呻吟，肾气绝，四日死。口张、唇青、毛枯，肺绝，五日死。大凡病儿足跗肿、身重、大小便不禁、目无转睛，皆死。若病将愈者，面黄、目黄，有生意。

痢疾眉头皱，惊风面颊红；

渴来唇带赤，吐泻面浮黄；

热甚眼朦胧，青色是惊风；

白色是泄泻，伤寒色紫红。

汤 氏 歌

山根若见脉横青，此病明知两度惊；

赤黑因疲时吐泻，色红啼夜不曾停。

青脉生于左太阳，须惊一度见推详；

赤是伤寒微燥热，黑青知是乳多伤。

右边赤脉不须多，有则频惊怎奈何？

红赤为风抽眼目，黑沉三日见阎罗。

指甲青兼黑暗多，唇青恶逆病将瘥；

忽将鸦声心气急，此病端的命难过。

蛔虫出口有三般，口鼻中来大不堪；

如或白虫兼黑色，此病端的命难延。

四肢疮痛不为祥，下气冲心兼滑肠；

气喘汗流身不热，手拿胸膈定遭殃。

内 八 段 锦

红净为安不用惊，若逢红黑便难宁；
更加红乱青尤甚，取下风痰病立轻。
赤色微轻是外惊，若如米粒势难轻；
红散多因乘怒乱，更加搐搦实难平。
小儿初诞月腹病，两眉颦号作盘肠；
泣时啼哭又呻吟，急宜施法行功作。

小儿初诞日，肌体瘦尪赢；
秃发毛稀少，原因是鬼胎。

外 八 段 锦

先望孩儿眼色青，次看背上冷如冰；
阳男搐左无妨事，搐右令人甚可惊。
女搐右边犹可治，若逢搐左疾非轻；
歪斜口眼终无害，纵有仙丹也莫平。
囟门肿起定为风，此候应知是必凶；
忽陷成坑如盏足，未过七日命须终。
鼻门青燥渴难禁，面黑唇青命莫存；
肚大青筋俱恶候，更兼腹肚有青纹。
忽见眉间紫带青，看来立便见风生；
青红碎杂风将起，必见疳证膈气形。
乱纹交错紫兼青，急急求医免命倾；
盛紫再加身体热，须知脏腑恶风生。
紫少红多六畜惊，紫红相等即疳成；

紫黑有红如米粒，伤风夹食症堪评。

紫散风传脾脏间，紫青口渴是风痫；

紫隐深沉难疗治，风痰祛散命须还。

黑轻可治死还生，红赤浮寒痰积停；

赤青皮受风邪症，青黑脾风作慢惊。

红赤连兮风热轻，必然乳母不相应；

两手忽然无脉见，定知冲恶犯神灵。

入 门 歌

五指梢头冷，惊来不可安；

若逢中指热，必定见伤寒；

中指独自冷，麻痘症相传；

女右男分左，分明仔细看。

儿心热跳是着吓，热而不跳伤风说；

凉而翻眼是水惊，此是入门探候诀。

三　关①

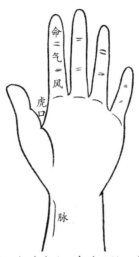

风关易治，气关难治，命关死候。直透者死。

左手应心肝，右手应脾肺。男主左，女主右。

图七　三关图

三关者，手食指三节也。初节为风关，寅位；二节为气关，卯位；三节为命关，辰位。

夫小儿初生，五脏血气未定，呼吸至数太过，必辨虎口色脉，方可察病之的要。男以左手验之，女以右手验之。盖取左手属阳，男以阳为主；右手属阴，女以阴为主。然男女一身，均具此阴阳，左右两手，亦须参看。左手之纹应心肝，右手之纹应脾肺，于此消息，又得变通之意。

初交病纹出虎口，或在初关，多是红色；传至中关，色赤而紫。看病又传过，其色紫青，病热深重；其色青黑，青而纹乱者，病势益重；若见纯黑，危恶不治。凡在初关易治，过中关难治，直透三关不治。古人所谓"初得风关病犹可，传入气、命定难陈"是也。

色红者风热轻，赤者风热盛，紫者惊热，青者惊积；青赤相半，惊积风热俱有，主急惊风。青而淡紫，伸缩来去，主慢惊风。紫丝、青丝或黑丝，隐隐相杂，似出不

① "三关"，原本脱此二字。光绪本同。据原目录补。

出，主慢惊风。若四足惊，三关必青。水惊，三关必黑。人惊，三关必赤。雷惊必黄。或青或红，有纹如线，一直者，是乳食伤脾及发热惊。左右一样者，是惊与积齐发。有三叉或散，是肺生风痰，或似鸲鹆声。有青，是伤寒及嗽。如红火是泻，有黑相兼，加渴不虚，虎口脉纹乱，乃气不和也。盖脉纹见有五色，黄、红、紫、青、黑。黄红有色无形，即安宁脉也，有形即病脉。由其病盛，色脉加变，黄盛作红，红盛作紫，紫盛作青，青盛作黑，至纯黑则难治。又当辨其形，如：

"●"流珠——只一点红色。主膈热、三焦不和、饮食所伤、欲吐泻、肠鸣、自利、烦躁、啼哭。宜消食，补脾胃。

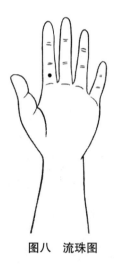

图八　流珠图

"●"环珠——较流珠差大。主脾虚停食、胸腹胀满、烦渴、发热。宜健脾胃，消食调气。

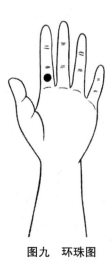

图九　环珠图

24

"●"长珠——一头大，一头尖。主脾伤饮食、积滞、腹痛、寒热、不食。宜消食健胃。

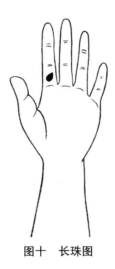

图十　长珠图

"{"来蛇——下头粗大。主脾胃湿热、中脘不利[①]、干呕不食，是疳邪内作。宜克食，健补脾胃。

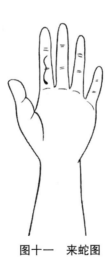

图十一　来蛇图

---

① "利"，光绪本作"和"。

"〔"去蛇——上头粗大。主脾虚冷积、吐泻、烦渴、气短、神困、多睡、不食。宜健脾胃，消积。先止吐泻。

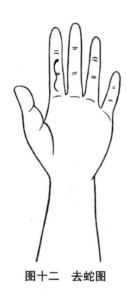

图十二　去蛇图

"（"弓反里弯向中指——主感寒热邪气、头目昏重、心神惊悸、倦怠、四肢稍冷、小便赤色、咳嗽、吐逆。宜发汗逐惊，退心火。推脾摩肺。

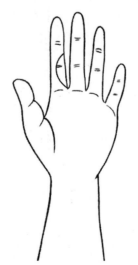

图十三　弓反里弯向中指图

　　")"弓反外弯向大指——主痰热、心神恍惚、作热、夹惊夹食、风痫。凡纹向内者吉，向外者凶。

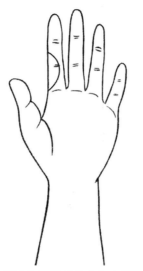

图十四　弓反外弯向大指图

　　"｜"枪形——主风热、发痰、作搐。

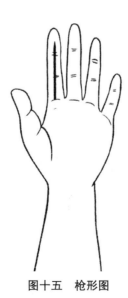

图十五　枪形图

"｜"针形——主心肝热极生风、惊悸、顿闷、困倦不食、痰盛发搐。又曰：悬针，主泻痢。

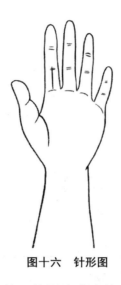

图十六　针形图

"卅"鱼骨形——主惊痰发热，甚则痰盛发搐，或不食。乃肝盛克脾，宜逐惊。或吐痰、下痰，再补脾制脾。

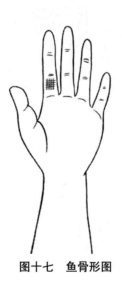

图十七　鱼骨形图

"丫"鱼刺——初关主惊，气关主疳，命关主虚，难治。

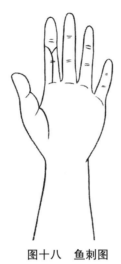

图十八 鱼刺图

"氺"水字形——主惊风、食积、烦躁、顿闷、少食、夜啼、痰盛、口噤、搐搦。此脾虚积滞，木克土也。又曰：水字，肺疾也，谓惊风入肺也。

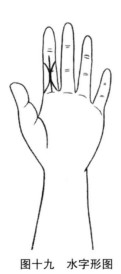

图十九 水字形图

"乚"乙字——初关主肝惊，二关主急惊，三关主慢惊脾风。

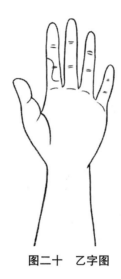

图二十　乙字图

"◎"曲虫——肝病甚也。

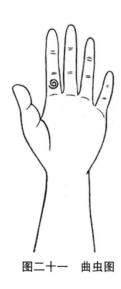

图二十一　曲虫图

"ᴗ" 如环——肾有毒也。

"乙" 曲向里——主气疳。

"ᴗ" 曲向外——主风疳。

"＼" 斜向右——主伤寒。

"／" 斜向左——主伤风。

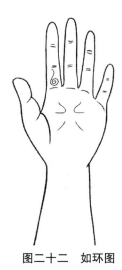

图二十二　如环图

"ᴗ" 勾脉——主伤寒。

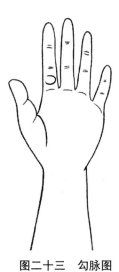

图二十三　勾脉图

31

"彡"长虫——主伤冷。

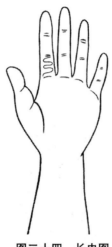

图二十四　长虫图

"⦚⦚⦚"虬文——心虫动也。

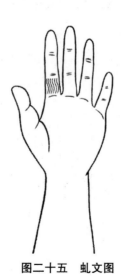

图二十五　虬文图

"）"透关射指——向里为射指。主惊风，痰热聚于胸膈，乃脾肺损伤，痰邪乘聚。宜清脾肺，化痰涎。

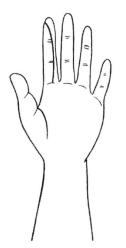

图二十六　透关射指图

"（"透关射甲——向外为射甲。主惊风恶症，受惊传于经络。风热发生，十死一生。

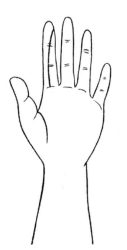

图二十七　透关射甲图

青白紫筋，上无名指三关难治，上中指三关易治。

要　诀

三关出汗行经络，发汗行气此为先；
倒推大肠到虎口，止泻止痢断根源。

脾土曲补直为推，饮食不进此为魁；
疟痢疲羸并水泻，心胸痞痛也能祛。

掐肺一节与离经，推离往乾中间轻；
冒风咳嗽并吐逆，此经神效抵千金。

肾水一纹是后溪，推下为补上清之；
小便秘涩清之妙，肾虚便补为经奇。

六筋专治脾肺热，遍身潮热大便结；
人事昏沉总可推，去病浑如汤泼雪。

总筋天河水除热，口中热气并拉舌；
心经积热火眼攻，推之方知真妙诀。

四横纹和上下气，吼气腹疼皆可止；
五经纹动脏腑气，八卦开胸化痰最。

阴阳能除寒与热，二便不通并水泻；
人事昏沉痢疾攻，救人要诀须当竭。

天门虎口揉斗肘，生血顺气皆妙手；
一掐五指爪节时，有风被吓宜须究。

小天心能生肾水，肾水虚少须用意；
板门专治气促攻，扇门发热汗宣通。

一窝风能除肚痛，阳池专一止头疼；
精宁穴能治气吼，小肠诸病快如风。

手法治病诀

水底捞月最为良，止热清心此是强；

飞经走气能通气，赤凤摇头助气长。

黄蜂出洞最为热，阴症白痢并水泻；

发汗不出后用之，顿教孔窍皆通泄。

按弦走搓摩，动气化痰多。

二龙戏珠法，温和可用他。

凤凰单展翅，虚浮热能除；

猿猴摘果势，化痰能动气。

手　　诀

三关凡做此法，先掐心经，点劳宫

男推上三关，退寒加暖，属热；女反此，退下为热也。

六腑凡做此法，先掐心经，点劳宫

男退下六腑，退热加凉，属凉；女反此，推上为凉也。

黄蜂出洞

大热。做法：先掐心经，次掐劳宫；先开三关，后以左右二大指从阴阳处起，一撮一上，至关中离、坎上掐穴。发汗用之。

水底捞月

大寒。做法：先清天河水，后五指皆跪，中指向前跪，四指随后，右运劳宫，以凉气呵之。退热可用。

若先取天河水至劳宫，左运呵暖气，主发汗。亦属热。

凤单展翅

温热。用右手大指掐总筋，四指翻在大指下，大指又起又翻，如此做至关中，五指取穴掐之。

打马过河

温凉。右运劳宫毕，屈指向上，弹内关、阳池、间使、天河边，生凉。退热用之。

飞经走气

先运五经，后五指开张一滚，做关中用手打拍。乃运气行气也，治气可用。

又以一手推心经，至横纹住，以一手揉气关。通窍也。

按弦搓摩

先运八卦，后用指搓病人手，关上一搓，关中一搓，关下一搓，拿病人手，轻轻慢慢而摇。化痰可用。

天门入虎口

用右手大指掐儿虎口，中指掐住天门，食指掐住总位，以左手五指聚住揉斗肘，轻轻慢慢而摇。生气顺气也。

又法：自乾宫经坎、艮入虎口按之。清脾。

猿猴摘果

以两手摄儿螺蛳上皮，摘之。消食可用。

赤凤摇头

以两手捉儿头而摇之，其处在耳前少上。治惊也。

二龙戏珠

以两手摄儿两耳轮戏之，治惊。眼向左吊则右重，右吊则左重；如初受惊，眼不吊，两边轻重如一；如眼上则下重，下则上重。

丹凤摇尾

以一手掐劳宫，以一手掐心经，摇之。治惊。

黄蜂入洞

屈儿小指，揉儿劳宫。去风寒也。

凤凰鼓翅

掐精宁、威灵二穴，前后摇摆之。治黄肿也。

孤雁游飞

以大指自脾土外边推去，经三关、六腑、天门、劳宫边，还止脾土。亦治黄肿也。

运水入土

以一手从肾经推去，经兑、乾、坎、艮，至脾土按之。脾土太旺，水火不能既济用之，盖治脾土虚弱。

运土入水

照前法反回是也。肾水频数无统用之。又治小便赤涩。

老汉扳缯

以一指掐大指根骨，一手掐脾经摇之。治痞块也。

斗肘走气

以一手托儿斗肘运转，男左女右，一手捉儿手摇动。治痞。

运劳宫

屈中指运儿劳宫也。右运凉，左运汗。

运八卦

以大指运之，男左女右。开胸化痰。

运五经

以大指往来搓五经纹。能动脏腑之气。

推四横

以大指往来推四横纹。能和上下之气。气喘、腹痛可用。

分阴阳

屈儿拳于手背上，四指节从中往两下分之。分利气血。

和阴阳

从两下合之。理气血用之。

天河水

推者，自下而上也。按住间使，退天河水也。

掐后溪

推上为清，推下为补。小便赤涩宜清，肾经虚弱宜补。

掐龟尾

掐龟尾并揉脐，治儿水泻、乌痧、膨胀、脐风、月家、盘肠等惊。

揉脐法

掐斗肘毕，又以左大指按儿脐下丹田不动，以右大指周遭搓摩之，一往一来。

掐斗肘下筋、曲池上总筋，治急惊。

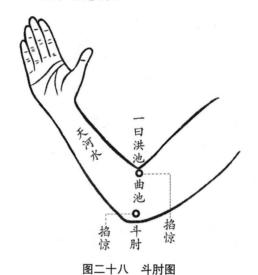

图二十八　斗肘图

男左手，女右手。

止吐泻法

横门刮至中指一节，掐之，主吐；中指一节内推上，止吐。

板门推向横门，掐，止泻；横门推向板门，掐，止吐。

提手背四指内顶横纹，主吐；还上，主止吐。

手背刮至中指一节处，主泻；中指外一节掐，止泻。

如被水惊，板门大冷；如被风惊，板门大热。

如被惊吓，又热又跳，先扯五指，要辨冷热。

如泻黄尿，热；泄清尿，冷。推外脾补虚止泻。

六　筋[①]

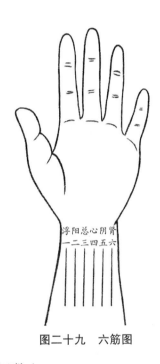

图二十九　六筋图

手六筋，从大指边，向里数也。

第一赤筋：乃浮阳，属火，以应心与小肠。

主霍乱。外通舌，反则燥热。却向<u>乾</u>位掐之，则阳自然即散也。又于横门下本筋掐之。下五筋仿此。

第二青筋：乃纯阳，属木，以应肝与胆。

主温和。外通两目，反则赤涩多泪。却向<u>坎</u>位掐之，则两目自然明矣。

第三总筋：位居中，属土，总五行，以应脾与胃。

主温暖。外通四大板门，反则主肠鸣，霍乱，吐泻，痢症。却在中界掐之，四肢舒畅矣。

_____

① "六筋"，原本脱此二字。光绪本同。据原目录补。

39

第四赤淡黄筋：居中分界，火土兼备，以应三焦。

主半寒半热。外通四大板门，周流一身；反则主壅塞之症。却向中宫掐之，则元气流通，除其壅塞之患矣。

第五白筋：乃浊阴，属金，以应肺与大肠。

主微凉。外通两鼻孔，反则胸膈胀满，脑昏，生痰。却在界后掐之。

第六黑筋：乃重浊纯阴，以应肾与膀胱。

主冷气。外通两耳，反则主尪羸，昏沉。却在坎位掐之。

内热外寒，掐浮筋止。

作冷，掐阳筋即出汗。

诸惊风，掐总筋可治[①]。

作寒，掐心筋即转热。

作热，掐阴筋即转凉。

内寒外热，掐肾筋止。

手 面 图

脾土赤色，主食热。青色主食寒。

大肠经赤红色，主泻痢。青色主膨胀。

小肠经赤色，主小便不通。青色主气结。

心经赤红色，主伤寒。青色主多痘。

三焦经青红色，主上焦火动，一寒一热。紫色主中焦火动发热，青色主下焦动阴也。

肺经筋见，多嗽。主痰热。

肝经赤红色，主伤食。青紫色主痞块。

肾经筋见，主小便涩。赤轻青重。

命门青红色，主元气虚。青黑色主惊。

五指梢头冷，主惊。中指热，伤寒。中指冷，主麻痘疹。

---

① "治"，光绪本作"止"。

掌中五色属五脏。

诸经脉俱隐不见，是伏于掌心，当以灯照之，则可辨症候，宜发汗表出。

亦有掌心关上下有筋者，无定形定色，临推验看治。

掐足诀 凡掐男，左手右足；女，右手左足

大敦穴：治鹰爪惊，本穴掐之就揉。

解溪穴：治内吊惊，往后仰，本穴掐之就揉一名"鞋带穴"。

中廉穴：治惊来急，掐之就揉。

涌泉穴：治吐泻，男左转揉之，止吐；右转揉之，止泻。女反之。

仆参穴：治脚掣跳、口咬；左转揉之补[1]吐，右转补泻。又惊又泻又吐，掐此穴及脚中指，效。

承山穴：治气吼、发热，掐之又揉。

委中穴：治望前扑，掐之。

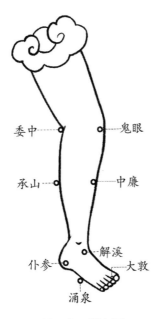

图三十　脚穴图

男右脚，女左脚。

---

[1]　"补"，光绪本同。按文义当作"止"。下一"补"字同。

治小儿诸惊推揉等法

第一蛇丝惊：因饮食无度，劳郁伤神。拉舌、四肢冷；口含母乳，一喷一道青烟；肚上起青筋、气急。心经有热。推天河水二百，退六腑、运八卦各一百，推三关、运水入土、运五经、水底捞月各五十。用火于胸前煅四燋；于小便头上轻掐一爪，用蛇蜕四足缠之，便好。

第二马蹄惊：因食荤毒，热于脾胃，四肢乱舞是也。因风受热。推三关、肺经、脾土各一百，运八卦五十，运五经七十，推天河水三百，水底捞月、飞经走气各二十，掐天心穴及总、心二筋，煅手心、肩膊上、脐下、喉下各一壮。其气不进不退，浮筋掐之。

第三水泻惊：因生冷过度，乳食所伤，脏腑大寒。肚响、身软、唇白、眼翻。推三关一百，分阴阳、推太阳各二百，黄蜂入洞十二，将手心揉脐及龟尾各五十，男左女右手，后煅颊车各一壮，更推摩背、心演、总筋、脚上。

第四潮热惊：因失饥伤饱，饮食不纳，脾胃虚弱。五心烦热、遍身热、气吼①、口渴、手足常掣、眼红。推三关一十，推肺经二百，推脾土、运八卦、分阴阳各一百，二扇门二十。要汗后，再加退六腑、水底捞月各二十。

第五乌痧惊：因生冷太过，或迎风食物，血变成痧，遍身乌黑是也。青筋过脸、肚腹膨胀、唇黑。五脏寒。推三关、脾土各二百，运八卦一百，四横纹五十，黄蜂出洞二十，二扇门、分阴阳各三十，将手心揉脐五十，主吐泻；肚上起青筋，于青筋缝上煅七壮，背上亦煅之，青筋纹头上一壮。又将黄土一碗研末，和醋一钟，铫内炒过，袱包，在遍身拭摩，从头往下推，引乌痧入脚，用针刺破。将火四心煅之。

第六老鸦惊：因吃乳食受吓，心经有热，大叫一声即死是也。推三关三十，清天河水、补脾土、运八卦各一百，清肾水五十，天门入虎口，揉斗肘，煅囟门、口角上下、肩膊、掌心、脚跟、眉心、心演、鼻梁各一壮。若醒，气急掐百劳穴，吐乳掐手足心，或脚来手来，用散麻缠之。将老鸦蒜晒干为末，用车前草擂水调，在儿心窝贴之；或令儿服之。

第七鲫鱼惊：因寒受惊，风痰结壅。乳气不绝、口吐白沫、四肢摆、眼翻。即

① "吼"，原本作"孔"。据光绪本改。下同。

肺经有病。推三关、肺经各一百，推天河五十，按弦搓摩、运五经各三十，掐五指节三次，煅虎口、囟门上、口角上下各四壮，心演、脐下各一壮。小儿半岁，用捞鱼网，温水洗鱼涎与吞。一二岁者，用鲫鱼为末，烧灰乳调，或酒调，吞下。

第八肚膨惊：因食伤脾土，夜间饮食太过，胃不克化。气吼、肚起青筋膨胀、眼翻白。五脏寒。推三关一百，推肺经一十，推脾土二百，运八卦、分阴阳各五十，将手揉脐五十，按弦搓摩、精宁穴一十，青筋缝上煅四壮。如泻，龟尾骨上一壮。若吐，心窝上下四壮。脚软，鬼眼穴一壮。手软，曲池侧拐各一壮。头软，天心、脐上下各一壮。若不开口，心窝一壮。

第九夜啼惊：因吃甜辣之物，耗散荣卫。临啼四肢掣跳、哭不出，即是被吓，心经有热。推①三关二十，清天河二百，退六腑一百，分阴阳、清肾水、水底捞月各五十。

第十宿痧惊：到晚昏沉，不知人事，口眼歪斜、手足掣跳。寒热不均。推三关、退六腑、补脾土各五十，掐五手指、分阴阳各一十，按弦搓摩。

第十一急惊：因食生冷，积毒以伤胃，肺中有风，痰裹心经心络之间。手捏拳、四肢掣跳、口眼歪斜、一惊便死是也。推三关、脾土、运五经、猿猴摘果各二十，推肺经、运八卦、推四横纹各五十，掐五手指节三次，煅鼻梁、眉心、心演、总筋、鞋带，以生姜、热油拭之。或在腕上阴阳掐之。

第十二慢惊：因乳食之间，受其惊搐，脾经有痰。咬牙、口眼歪斜、眼闭、四肢掣跳、心间迷闷。即是脾肾亏败，久疟被吓。推三关一百，补脾土、推肺经各二百，运八卦五十，掐手五指节、赤凤摇头各二十，天门入虎口、揉斗肘一十，运五经三十。若人事不省，于总筋心穴掐之。或鼻大小，于手青筋上掐之。若心间迷闷，掐住眉心，良久便好；两太阳、心演，用潮粉、热油拭之；煅心窝上下三壮，手足心各四壮。其气不进不出，煅两掌心、肩膊上、喉下各一壮。

第十三脐风惊：因产下剪脐，入风毒于脐内。口吐白沫、四肢掣动、手捻拳、眼偏左右，此症三朝一七便发，两眼角起黄丹、夜啼。口内喉演有白泡。针挑破出血，即愈。推三关、肺经各十下，煅囟门、绕脐各四壮，喉下、心中各一壮。

第十四弯弓惊：因饮食或冷或热，伤于脾胃，冷痰壅于肺经。四肢向后仰，哭声不出。推三关、补肾水、运八卦各一百，赤凤摇头、推四横纹、分阴阳各二十，推脾土二百。脚往后伸，煅膝上下四壮，青筋缝上七壮，喉下二壮。手往后挽，将内

---

① "推"，原本此字上衍"一"字。光绪本同。据文义删。

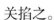

关掐之。

第十五天吊惊：因母在风处，乳食所伤，风痰络于胃口。头望后仰、脚往后伸、手望后撑。肺经有热。推三关、补肾水各五十，推脾土、分阴阳各一百，推肺经二百，飞经走气一十，煅总筋、鞋带、喉下各一壮，绕脐四壮，大陵穴掐一下，总筋掐三下；若眼翻不下，煅囟门四壮，两眉二壮，耳珠下掐之，又总筋穴往下掐抠之。仍用雨伞一柄撑起，将鹅一只，吊在伞下，扎鹅嘴，取涎水与儿吃之，便好。

第十六内吊惊：因当风而卧，风雨而眠，风痰太盛。哭声不止、遍身战动、脸青黄、眼向前内掣。脾经受病，其心不下是也。推三关、肾水各五十，推肺经、脾土、分阴阳各一百，运土入水二百，按弦搓摩五十；用竹沥，小儿吞之。手缩，用细茶、飞盐各二钱，研为末，皂角末五分，黄蜡二钱，酒、醋各半小钟，铫内化成饼，贴心窝；一时去药筋倒，用胶枣三枚，杏仁三十个，银磨水为饼，贴手足心即安。

第十七胎惊：因母得孕，食荤毒，受劳郁。儿落地，或软或硬，口不开，如哑形。即是在母腹中中胎毒也。推三关三十，分阴阳一百，退六腑五十，飞经走气、运五经、天门入虎口、揉斗肘各二十，掐五指头。不惺，煅绕脐四壮；若惺，口不开，用母乳将儿后心窝揉之。若肚起青筋，煅青筋缝上七壮，喉下三壮。

第十八月家惊：因母当风而卧，或因多眠，或儿月内受风，痰壅心口。落地眼红、撮口、手捏拳、头偏左右、哭不出声、肚起青筋，半月即发，肚腹气急。母食煎炒过多所致。推三关、肺经各一百，运八卦、推四横纹各五十，双龙摆尾二十，掐中指头、劳宫、板门。若不效，煅青筋缝上、胸前各七壮，绕脐四壮，百劳穴二壮，即安。

第十九盘肠惊：因乳食生冷荤物，伤于脏腑。肚腹冷痛、乳食不进、人事软弱、肚起青筋、眼黄、手软。六腑有寒。推三关、脾土、大肠、肺、肾经各一百，运土入水五十，揉脐，火煅。

第二十锁心惊：因食生冷过度，耗伤荣卫。鼻如鲜血、口红、眼白、四肢软弱、好食生冷。皆因火盛。推三关二十，清心经三百，退六腑、分阴阳、清肾水各一百，运八卦、水底捞月、飞经走气各五十，即安。

第二十一鹰爪惊：因乳食受惊，夜眠受吓。两手乱抓、捻拳不开、仰上啼号、身寒战、手爪望下来、口望上来。是肺经有热，心经有风。推三关二十，清天河水二百，推肺经、清肾水各一百，打马过河、二龙戏珠各一十，天门入虎口，揉斗肘，将手足二弯掐之，煅顶心、手心各一壮，太阳、心演、眉心俱煅，将潮粉围脐一周，大敦穴揉或火煅。

第二十二呕逆惊：因夜睡多寒，多食生冷。胃寒。腹胀、四肢冷、肚疼响、眼翻白、吐乳、呕逆。推三关、肺经各一百，推四横纹五十，凤凰展翅一十，心窝、中脘各煅七壮。

第二十三撒手惊：因乳食不和，冷热不均，有伤脏腑。先寒后热、足一掣一跳、咬牙、眼翻白、两手一撒一死是也。推三关、脾土各一百，运土入水、运八卦、赤凤摇头各五十；将两手相合，横纹侧掐之。若不惺，大指头掐之。上下气闭，二扇门、人中穴掐之。鼻气不进不出、吼气寒热，承山穴掐之。若泻，随症治之。先掐承山、眉心，后煅总筋、两手背上各二壮。

第二十四担手惊：因湿气多眠，或食毒物，乃伤脾土。眼黄、口黑、人事昏迷、掐不知痛、双手往后、一担而死是也。于太阴，太阳掐之，推三关、脾土、肺经、分阴阳各一百，黄蜂入洞一十，飞经走气、天门入虎口，揉斗肘各二十，煅眉心、囟门各四壮，心窝七壮，曲池一壮。

第二十五看地惊：因乳食受惊，或夜眠受吓，或饮食冷热。两眼看地、一惊便死、口歪、手捻拳、头垂不起是也。推三关三十，天河水二百，赤凤摇头一十，推脾土八十[①]，按弦搓摩，煅绕脐、囟门各四壮，喉下二壮；用皂角烧灰为末，入童便及尿碱，用火焙干，将囟门贴之，即惺。

第二十六丫凳惊：两手如丫凳坐样。推三关一百，二扇门、飞经走气各一十，分阴阳、运八卦各五十，煅曲池、虎口各四壮。若子时起可救，只宜温拭之。煅大口纹，即安。

第二十七坐地惊：如坐地样。推三关、揉委中、揉脐、鞋带各一百，二扇门一十，用桃皮、生姜、飞盐、香油、散韶粉和拭，即安。两膝、两关、龟尾用火煅之。

第二十八软脚惊：软脚向后乱舞。揉脐，煅螺蛳骨上侧缝各二壮，绕脐四壮，喉下三壮。

第二十九直手惊：双手一撒便死、直手垂下。先推眉心，用火煅四壮；推三关，运曲池各五十，揉一窝风一百；后煅总筋、手背上各四壮。

第三十迷魂惊：昏沉不知人事、不识四方。推三关、运八卦、推肺经、清天河水各一百，补脾土五百，凤凰展翅一十，掐天心、眉心、人中、颊车，后煅心演、总筋、鞋带各一壮。

---

① "十"，原本作"下"。光绪本同。据文义改。

第三十一两手惊：两手丫向前。先将两手掐之，后煅心演、总筋、囟门，即愈。

第三十二肚痛惊：哭声不止、手抱腹、身展转。推三关、补脾土、二扇门、黄蜂入洞、推大肠经、揉脐、揉龟尾各一百。次月便发，肚腹气急，脐中烧一炷香，即愈；不愈，绕脐四壮。

补遗

孩儿惊：手足缩住、先笑后哭、眼光，筋红白难治，紫黄不妨。于太阴、太阳穴掐之。用黄麻一束，烧灰，吹鼻中；不惺，中指掐之。

脐风惊：将太阴、太阳掐之。太阳日起而红，酽醋一钟，韶粉炼之，红脉各处治之。太阴日起而红，将龟尾骨煅之，天心穴一壮。吐则横门掐之，泻则中指掐之。初一为太阳日，初二为太阴日，余仿此。用黄麻烧灰，吹鼻中，掐中指。

水惊：眼翻白睛、眼角起黄丹者，将韶粉、飞盐，清油煎干，五心揉之；眼角、天心、太阳、太阴掐抠三五次，即愈。

肚胀惊：夜啼、肚上起青筋、肚胀如膨。将生姜、韶粉、桃皮、飞盐，和同拭眉梁心；煅眉心、太阳、囟门各四壮，喉下一壮，心中三壮，绕脐四壮。

凡看惊、掐筋之法，看在何穴，先将主病穴起手掐三遍，后将诸穴俱做三遍，掐揉之。每日掐三四次，其病即退。

诸 穴 治 法

中指头一节内纹掐之，止泻。掐二次就揉。

阳溪穴，往下推拂，治儿泻。女反之。

大陵穴后五分，为总筋穴，治天吊惊往下掐抠，看地惊往上掐抠。女子同。

板门穴，往外推之，退热，除百病；往内推之，治四肢掣跳。用医之手大拇指，名曰："龙入虎口。"用手捻小儿小指，名曰："苍龙摆尾。"

惊，揉大脚趾，掐中脚趾爪甲少许。

病症死生歌

手足皆符脾胃气，眼精却与肾通神；

两耳均匀牵得匀，要知上下理分明；

孩儿立惺方无事，中指将来掌内寻。

悠悠青气人依旧，口关眼光命难当；

口眼歪斜人易救，四肢无应不须忙。

天心一点掣膀胱，膀胱气馁痛难当；

丹田斯若绝肾气，闭涩其童命不长。

天河水遍^①清水好，眼下休交黑白冲；

掌内如寒难救兆，四肢麻冷定人亡。

阴硬气冷决昏沉，紫上筋纹指上寻；

阴硬气粗或大小，眼黄指冷要调停。

肾经肝胆肾相连，寒暑交加作楚煎；

脐轮上下全凭火，眼翻手掣霎时安。

口中气出热难当，吓得旁人叹可伤；

筋过横纹人易救，若居坎离定人亡。

吐泻皆因筋上转，横门四板火来提；

天心穴上分高下，再把螺蛳骨上煨。

鼻连肺经不知多，惊死孩儿脸上过；

火盛伤经心上刺，牙黄口白命门疴。

口嗑心拽并气喘，故知死兆采人缘；

鼻水口黑筋无脉，命在南柯大梦边。

---

① "遍"，光绪本作"过"。

辨 三 关

凡小儿三关青,四足惊;三关赤,水惊;三关黑,人惊。有此通度三关候脉,是急惊之症,必死。余症可知。

风关青如鱼刺易治,是初惊,色黑难治。气关青如鱼刺,主疳劳,身热易治,用八宝丹,每服加柴胡、黄芩;色黑难治。命关青如鱼刺,主虚,风邪附脾,用紫金锭,每服加白术、茯苓;色黑难治。

风关青黑色如悬针,乃水惊,易治。气关如悬针,主疳,兼肺脏积热,用保命丹,每服加灯心、竹叶。命关有此是死症。

风关如水字,主膈上有痰,并虚积停滞,宜下。气关如水字,主惊风入肺,咳嗽、面赤,用体前丹。命关如水字,主惊风、疳症、极力惊,用芦荟丸。通过三关,黑色不治。

风关如乙字,主肝惊风。气关如乙字,主急惊风。命关如乙字,主慢惊脾风。青黑难治。风关如曲虫,主疳病、积聚。

婴 童 杂 症

潮热方:不拘口内生疮,五心烦热,将吴茱萸八分,灯心一束,和水捣烂成一饼,贴在男左女右脚心里,裹住。退药后,推三关十下。

一、虚疟:补脾土四百,推三关、运八卦、推肾经、肺经、清天河水各三百。

二、食疟:推三关、运八卦各一百,清天河水二百,推脾土三百,肺经四百。

三、痰疟:推肺经四百,推三关、运八卦、补脾土、清天河水各二百。

四、邪疟:推肺经四百,推三关、六腑各三百,运八卦、补脾土、清天河水各二百,各随症加减。五脏四指,六腑一截二指。

五、痢赤白相兼:寒热不调,感成此疾。用姜汁、车前草汁,略推三关,退六腑,清天河水,水底捞月,分阴阳。

六、禁口痢:运八卦,开胸阴阳,揉脐为之。推三关、退六腑、大肠经各一百,清天河水四十，推脾土五十，水底捞月一十，凤凰展翅。泻，用蒜推；补脾土，用姜推。

七、头疼：推三关、分阴阳、补脾土、揉大肠经各一百，煅七壮；揉阴池一百。不止，掐阳池。

八、肚痛：推三关、分阴阳、推脾土各一百，揉脐五十。腹胀，推大肠；不止，掐承山穴。

九、湿泻不响：退六腑、揉脐及龟尾各二百，分阴阳、推脾土各一百，水底捞月三十。

十、冷泻响：推三关二百，分阴阳一百，推脾土五十，黄蜂入洞、揉脐及龟尾各三百，天门入虎口、揉斗肘各三十。

十一、治口内走马疳：牙上有白泡。退六腑、分阴阳各一百，水底捞月、清天河水各三十，凤凰展翅。先推，后用黄连、五倍子煎水，鸡毛口中洗。

小儿眼光、指冷：将醋一钟，皂角一片，烧灰为末，贴心窝。若吐即去药，用绿豆七粒，水浸研细，和尿碱为饼，贴囟门。

小儿四肢冷：将明矾钱半，炒盐三钱，黄蜡二钱，贴脐上。若气急，取竹沥服之。

小儿遍身热不退：用明矾一钱，鸡清调匀，涂四心即退。若不退，用桃仁七个，酒半钟，擂烂，贴在鬼眼便好[①]。

小儿肚胀作渴、眼光：用生姜，葱白一根，酒半钟，擂烂吞下，则眼不光。又将雄黄不拘多少，烧热放在脐上，揉之即安。脚麻，用散麻煎水，四心揉之。

小儿膀胱气：将黄土一块，皂角七个，焙为末，用醋和黄土，炒过为饼，贴尾间。好。

小儿遍身肿：用胡椒、糯米、绿豆各七粒，黄土七钱，醋一钟，通炒过，袱包，遍身拭之，即消。

小儿不开口：将朱砂一钱研末，吹入鼻中即安[②]。

小儿咳嗽：掐中指第一节三下；若眼垂，掐四心。

小儿身跳：推肾筋后，四心揉之。

小儿喉中气响：掐大指第二节。

---

① "贴在鬼眼便好"，光绪本此六字下有"鬼眼，在膝踝下陷中"八字注文。
② "吹入鼻中即安"，光绪本此六字下有"一钱太多，疑是一分"八字注文。

诊^① 脉 歌

小儿有病须凭脉，一指三关定其息；

浮洪风盛数多惊，虚冷沉迟实有积。

小儿一岁至三岁，呼吸须将八至看；

九至不安十至困，短长大小有邪干。

小儿脉紧是风痫，沉脉须知^②气化难；

腹痛紧弦牢实秘，沉而数者骨中寒。

小儿脉大多风热，沉重原因乳食结；

弦长多是胆肝风，紧数惊风四指掣；

浮洪胃口似火烧，沉紧腹中痛不竭；

虚濡有气更兼惊，脉乱多痢大便血；

前大后小童脉顺，前小后大必气咽；

四至洪来苦^③烦满，沉细腹中痛切切；

滑主露湿冷所伤，弦长客忤分明说；

五至夜深浮大昼，六至夜细浮昼别；

息数中和八九至，此是仙人留妙诀。

识 病 歌

要知虎口气纹脉，倒指看纹分五色；

黄红安乐五脏和，红紫依稀有损益；

紫青伤食气虚烦，青色之时症候逆。

忽然纯黑在其间，好手医人心胆寒；

若也直上到风关，迟速短长分两端；

---

① "诊"，原本作"脸"。据光绪本改。

② "知"，原本作"至"。据光绪本改。

③ "苦"，原本作"若"。据光绪本改。

如枪衡射惊风至，分作枝叶有数般；

弓反里顺外为逆，顺逆交连病已难；

叉头长短尤可救，如此医工仔细看。

男儿两岁号为"婴"，三岁四岁"幼"为名；

五六次第年少长，七龆八龄朝论文；

九岁为童十稚子，百病关格辨其因。

十一痫疾方癫风，疳病还同劳病攻；

痞癖定为沉积候，退他潮热不相同；

初看掌心中有热，便知身体热相从；

肚热身冷伤食定，脚冷额热是感风；

额冷脚热惊所得，疮疹发时耳后红。

小儿有积宜与搨^①，伤寒二种解为先；

食泻之时宜有积，冷泻须用与温脾；

小儿宜与涩脏腑，先将带伤散与之。

孩儿无事忽大叫，不是惊风是天吊；

大叫气促长声粗，误食热毒闷心窍；

急后肚下却和脾，若将惊痫真堪笑。

痢疾努气眉头皱，不努不皱肠有风；

冷热不调分赤白，脱肛因毒热相攻；

十二种痢何为恶？禁口刮肠大不同。

孩儿不病不可下，冷热自汗兼自下；

神困囟陷四肢冷，干呕气虚神却怕；

吐虫面白毛焦枯，疳气潮热食不化；

鼻塞咳嗽及虚痰，脉细肠鸣烦躁讶；

若还有疾宜速通，下了之时心上脱。

孩儿食热下无妨，面赤青红气壮强；

脉弦红色肚正热，痄腮喉痛尿如汤；

屎硬腹胀胁肋满，四肢浮肿夜啼长；

遍身生疮肚隐痛，下之必愈是为良。

---

① "搨"，原本作"塌"。据光绪本改。

诸 症 治 法

胎寒

孩儿百日胎寒后，足屈难伸两手拳；

口冷腹胀身战栗，昼啼不已夜噭煎。

胎热

三朝旬外月余儿，目闭胞浮症可推；

常作呻吟火燥起，此为胎热定无疑。

脐风

风邪早受入脐时，七日之间验吉凶；

若见肚脐口中臭②，恶声口气是为凶。

脐突

孩儿生下旬余日，脐突先浮非大疾；

秽水停中自所因，徐徐用药令消释。

夜啼

夜啼四症惊为一，无泪见灯心热烦；

面莹夹青脐下寒，睡中顿哭是神干。

急惊

面红卒中浑身热，唇黑牙关气如绝；

目翻搐搦喉有痰，此是急惊容易决。

急惊

急惊之后传如疟，外感风邪为气虚；

略表气和脾与胃，然后寒热得消除。

---

① "可"，原本作"百"。据光绪本改。

② "臭"，原本作"色"。据光绪本改。

慢惊

阴盛阳虚病已深，吐泻后睡扬瞳睛；
神昏按缓涎流甚，此症分明是慢惊。

搐症

搐症须分急慢惊，赤由气郁致昏沉；
良医亦治宜宽气，气下之时搐自停。

诸风

诸风夹热引皮肤，凝结难为预顿除；
颊肿须防喉舌内，要除风热外宜涂。

伤积

头疼身热腹微胀，足冷神昏只爱眠；
因食所伤脾气弱，不宜迟缓表为先。

吐泻

脾虚胃弱病源根，食谷水和运化行；
清浊邪干成吐泻，久传虚弱便生风。

伤寒

伤寒之候有多般，一概相推便救难；
两目见红时喷嚏，气粗身热是伤寒。

伤风

伤风发热头应痛，两颊微红鼻涕多；
汗出遍身兼咳嗽，此伤风症易调和。

夹食

鼻涕头疼时吐逆，面红面白变不一；
此因夹食又伤寒，发表有功方下积。

夹惊

身微有热生烦躁，睡不安兮神不清；
此是伤风感寒症，亦宜先表次宁心。

赤白

小儿之痢细寻推，不独成之积所为；
冷热数般虽各异，宽肠调胃在明医。

五痢

痢成五色岂堪闻，日久传来神气昏；
头痛肚疼苦为最，便知小儿命难存。

五疳

五疳之脏五般看，治法推详事不难；
若见面黄肌肉瘦，齿焦发落即为疳。

走马疳

走马疳似伤寒毒，面色光浮气喘胸；
若见牙焦腮有血，马疳如此是真形。

脱肛

肛门脱露久难收，再成风伤是可忧；
沉自先传脾胃得，更详冷热易为瘳。

诸疝

诸疝原来各有名，盖因伤热气侵成；
始分芍药乌梅散，匀气金铃与五灵。

咳嗽

咳嗽虽然分冷热，连风因肺感风寒；
眼浮痰盛喉中响，戏水多因汗未干。

齁䶎

小儿齁䶎为声啼，吃以酸咸又乱之；
或自肺风伤水湿，风冷热聚为良医。

腹痛

大凡腹痛初非一，不独症瘕与痃癖；
分条析类症多般，看此语中最详悉。

口疮

心脾胃热蒸于上，舌与牙根肉腐伤；
口臭承浆分两处，有疮虽易治四方。

目症

生下余旬目见红，盖因腹受热兼风；
凉肝心药最为妙，疝气痘疮宜别攻。

重舌

孩儿受胎诸邪热，热壅三焦作重舌；
或成鹅口症堪忧，用药更须针刺裂。

陈氏经脉辨色歌

小儿须看三关脉，风气命中审端的；
青红紫黑及黄纹，屈曲开了似针直。
三关通青四足惊，水惊赤色谁能明？
人惊黑色紫泻痢，色黄定是被雷惊按此与《仙授诀》不同，再验之。
或青红纹只一线，娘食伤脾惊热见；
左右三条风肺痰，此时伤寒咳嗽变。
火红主泻黑相兼，痢疾之色亦如然；
若是乱纹多转变，沉疴难起促天年。
赤似流珠主膈热，三焦不和心烦结；
吐泻肠鸣自利下，六和汤中真口诀。
环珠长珠两样形，脾胃虚弱心胀膨；
积滞不化肚腹痛，消食化气药堪行。
来蛇去蛇形又别，冷积脏寒神困极；
必须养胃倍香砂，加减临时见药力。
弓反里形纹外形，感寒邪热少精神；
小便赤色夹惊风，痫症相似在人明。

枪形鱼刺水字纹，风痰发搐热如焚；

先进升麻连壳散，次服柴胡大小并。

针形穿关射指甲，一样热惊非蜗呷；

防风通圣凉膈同，次第调之休乱杂。

医者能明此一篇，小儿症候无难然；

口传心授到家地，遇地收功即近仙。

此诀即徐氏《水镜诀》之意，陈氏敷演之，取其便诵也。

论虚实二症歌

实症

两腮红赤便坚秘，小便黄色赤不止；

上气喘急脉息多，当行冷药方可治。

虚症

面光白色粪多青，腹虚胀大呕吐频；

眼珠青色微沉细，此为冷痰热堪行。

五 言 歌

心惊在印堂，心积额两广；

心冷太阳位，心热面颊装。

肝惊起发际，脾积唇焦黄。

脾冷眉中岳，脾热大肠侵。

肺惊发际形，肺积发际当；

肺冷人中见，肺热面腮旁。

肾惊耳前穴，肾积眼胞厢；

肾冷额上热，肾热赤苍苍。

小儿推拿秘旨

撰 明·龚廷贤

校注 罗桂青 李磊

校 勘 说 明

　　《小儿推拿秘旨》，又名《小儿推拿方脉活婴秘旨全书》《小儿推拿活婴全书》《小儿推拿方脉全书》。明·龚廷贤撰，刊于明万历三十二年（1604 年）。龚廷贤，字子才，号云林，又号悟真子，江西金溪人。世业医，自小随父习医，成名后入太医院任太医，曾获鲁王颁封"医林状元"匾额。撰述甚多，有《寿世保元》《万病回春》《种杏仙方》《鲁府禁方》等传世，对后世影响颇大。该书二卷（后世又有将卷下奇效方另析为一卷，成为三卷者）。上卷为总论，对小儿常见病的病因证治作了较系统的论述，并详载各部位的取穴原则与方法，论述了多种小儿常见病的病因、病机、诊断，以及小儿推拿手法和推拿穴位。下卷以歌诀形式为体例，介绍小儿常见病的推拿治疗方法以及小儿危重病症治法，并附奇效方，罗列小儿常见病实用药方。该书是现存小儿推拿较早之作，后世小儿推拿专著多以此为蓝本。现存有明万历刻本、多种清刻本以及 1958 年江苏人民出版社出版之江静波校订排印本。

　　本书以清康熙三十年（1691 年）保仁堂刻本为底本，以 1958 年江苏人民出版社出版之江静波校订排印本为对校本进行校勘。兹将有关校勘事项说明如下：

　　1. 原书竖排，兹改为横排。

　　2. 原本无目录，兹据正文补入，并加注页码。

　　3. 原书重新标点。

　　4. 原书中的古今字、通假字、异体字、俗体字等，一律改为现今的通行字。

　　5. 原书中的明显错讹字，径改不出校注。

　　6. 原书中插图则比照原图重新绘制。

目 录

叙

余曰：育养小儿，难事也。读《康诰》"保民如保赤"，诚求可知矣。盖因体骨未全，血气未定，脏腑薄弱，汤药难施。一有吐泄、惊风、痰喘、咳嗽诸症，误投药饵，为害不浅。唯推拿一法，相传上帝命九天玄女按小儿五脏六腑经络，贯串血道。因其寒热温凉，用夫推拿补泻。一有疾病，即可医治，手到病除，效验立见，询保赤之良法也。但此专用医者之精神力量，不若煎剂丸散，三指拈撮，便易从事，故习学者少而真传罕觏矣。予得此良法秘书已久，历试都验，不忍私藏，意欲公世，因而手著，最为详晰，分为上下二卷。养育之家，开卷了然，随用之效。育婴妙法，尽载斯编矣。

康熙辛未年重刊。

绣谷龚云林书于保仁堂

卷一

总① 论

尝闻小儿方脉科，古人谓之"哑科"，最难调治，何也？盖婴童之流，难问症、察脉故耳。抑且脏腑脆嫩，孟浪之剂、峻寒峻热不敢轻试。且儿在襁褓，内无七情六欲交战，外无大风大寒相侵，何婴儿疾繁且甚欤？大抵半胎毒、半伤食也，其外感风寒，什一而已。曰脐风、曰胎惊，痘疹、斑疮、惊痫、发搐、痰壅、赤瘤、白秃、解颅、鹅口、重舌、木舌诸症，岂非孕母不谨，胎毒所致欤？且小儿在胎，母饥亦饥，母饱亦饱。辛辣适口，胎气随热；情欲动中，胎息辍躁。或多食煎煿，恣味辛酸；嗜欲无节，喜怒不常，皆能令儿受患。母既胎前不节，胎后又不能调，惟务姑息，未足百晬，饵以酸咸；未够甫周，啖以肥甘；百病由此而生矣。曰：吐泻、黄疸、五疳、腹胀、腹痛、水肿、疟、痢、痰喘，岂非乳食过伤，调养失宜所致欤？故②古者妇人妊子，寝不侧，坐不边，立不跸；不食邪味，不听淫声，不视邪色；有③旨哉！得④幼幼之法，亦⑤深得造化生生不息之意。此古人多寿考，儿少夭折也。有等禀性温良之妇，有娠，不嗜欲、纵口⑥，生儿少病，而痘疹亦稀。为儿医者，临症之际，宜察色、观形，不宜卤莽。如颊赤，知心热；鼻红，知脾热；左腮青，知肝气有余；右腮白，知肺经不足；颏白，知肾虚。更参虎口三关之脉，小儿病情斯过半矣。

---

① "总"，原本脱。据江静波校订本补。
② "故"，江静波校订本作"此"。
③ "有"，原本作"耳"。据江静波校订本改。
④ "得"，江静波校订本无。
⑤ "亦"，江静波校订本作"必"。
⑥ "口"，原本作"曰"。据江静波校订本改。

蒸 变 论

小儿初生，血气未足，阴阳未调，骨格未全，故有蒸变之候。每三十二日一变，六十四日一变蒸。变则精神易，蒸则骨格成。或发热、或吐、或汗、呻吟、不食、烦啼、鼻塞、咳嗽、痰涎。变候七日，蒸过十三。初变：肾水，志，身热，耳骱冷。二变一蒸：膀胱，上唇肿如卧蚕。三变：心火，学笑，生惊悸。四变二蒸：小肠，浑身壮热而硬。五变：肝木，夜多啼哭。六变三蒸：在胆，学坐、闭目，生惊搐。七变：肺金，学语、牙齿生。八变四蒸：大肠，学蹾，喷嚏，泄泻。九变：脾土，吐泻、识人，知喜怒。十变五蒸：属胃，微汗，腹痛，呼父母。心包、三焦无形，故无蒸变。五蒸十变，天地生成之数全矣。八蒸者，后三大蒸，渐学移步，能应名。共五百七十六日①，变则手足受血，足能行而手能持，亦有胎气壮实，暗变而无诸症者，此骨节脏腑由变而全，而胎毒亦由变而散也。

惊 风 论

《经》云："诸风掉眩，统属肝木。"小儿纯阳，真水未旺，心火已炎，故肺金受制，无以平木，故肝木有余，而脾土常不足也。失于保养，寒暄不调，以致外邪侵袭；饥饱失节，以致中气损伤，而急惊、慢惊之候作矣。故急惊属肝，风木有余之症；慢惊属脾，中土不足之候。有余，则清之、泻之；不足，则温之、补之。急惊之症，因闻霹雳之声，或骡马禽兽之唬，以致面青、口噤、声嘶、发厥，过则容色如常，良久复作，身热、面赤、引饮、口鼻气热、二便黄赤、惺惺不睡。盖热盛生痰，痰盛生风，因惊而发耳。慢惊之症，因饮食不节，损伤脾胃，吐泻日久，中气大虚，发搐无休、身冷、面黄、不渴、口鼻气寒、二便清白、露睛、昏睡、目上视、手足瘈瘲、筋脉拘挛。盖脾虚生风，风盛则筋急，即天吊风是也。钱氏谓："急惊无阴之症，心经实热，阴不能配阳，为阳盛阴虚之候；慢惊是无阳之症，脾土虚甚，火不能胜水，为水甚火虚之候。"故急惊者，十生一

---

① "共五百七十六日"，原本作"共五百零十二日"七字。江静波校订本同。按十蒸变加三大蒸日数应为五百七十六日。据文义改。

死；慢惊者，十死一生。当谙此理，不可混作一途。

诸 疳 论

《经》云："数食肥，令人内热；数食甘，令人中满。"盖其病因肥甘之所致，故名曰"疳"。夫襁褓中之乳子，与四五岁之孩提，乳哺未息，胃气未全，而谷气未充①也。不能调助，惟务姑息。舐犊之爱，恣食肥甘，瓜果生冷，一切烹饪调和之味，朝飧暮食，渐成积滞胶固，以致身热、体瘦、面色痿黄、肚大青筋、虫疰、泻痢，诸疳作矣！

吐 泻 论

《经》云："诸呕吐酸，暴注下迫，皆属于热。"又曰："湿盛则濡泄。"夫小儿吐泻，皆由乳食过度，冷热不调，脾胃不和，传化失常，停滞于内，外感寒热，而吐泻作矣。泻黄、呕逆为热，泻清、吐乳为寒。须当认切，当可也。

婴 童 赋

乾元好生，坤元长养。人禀阴阳，天地橐龠。父精、母血以成形，天清、地浊同升降。顾一月之胎，形如珠露；二月之胚，痕若桃花。三月、四月，而男女形象分明；五月、六月，而五脏六腑具足。七月，毛发生而关窍通；八月，动其手而游其魂。九月，儿身三转；十月，母妊当分。儿在胎而餐母血，母嗜欲最要提防。母寒、子寒，母热、子热。男女初生，调理须要得宜；肠胃未充，饭食不宜哺啜。六七日脐带未干，纵炎热休频浴水。或缘客气相冲，遂染脐风恶候。盘肠、疝气，撮口、噤风。皆因风火为殃，未满十朝难治。若是初生，形如哑子；缘母饮冷，寒入肺经。昼夜啼哭彻晓，皆由热盛心惊。癣疥多因胎热，身黄名曰"胎黄"。马牙疳、七星丹，针而复

---
① "未充"，原本作"不克"二字。据江静波校订本改。

缴；木舌风、重舌风，刺而后敷。更有蒸变，骨格乃成。三十二日一变，六十四日一蒸。八蒸、十变，志意渐生；长智、长骨，能应能行。是儿暗行蒸变，必缘禀赋完全。胎惊、内瘹、夜啼声，多属脏寒；泻青、泻黄兼吐乳，须分寒热。虽云惊症多般，大抵风、痰、食、热。发为搐搦、咬牙、寒战；变为循衣、眼窜、筋挛。治法：导食、豁痰作主，清心、泻木为先。更有慢惊，起于脾虚。露睛、昏睡、身寒虚变，脾风速死；天瘹、惊抽、眼目瘛瘲，取下风痰。更有诸疳，多伤食积。心、肝、脾、肺、肾，五脏异症；丁奚、哺露症，急治尤难。痢乃物积、气滞，疟分邪客、水火。肚痛当分虚实，吐乳总曰"胃寒"。解颅、语迟、液滞颐，盖是原虚；口疮、鹅口、癞头疮，原由胎毒。赤瘤、火眼，皆从火热；囟高、囟陷，咎归脾虚。如斯古怪，更为何因？岂非乳母不善调治，致儿百病丛生者乎？临症三思诊视，庶几起死回生。

面部险症歌

额上红多热燥多，若逢青色急惊疴；

形如昏暗多应死，青贯山根奈若何？

囟门肿起定为风，此候应知最是凶；

忽陷成坑如盏足，不过七日命应终。

印堂青色搐惊多，红主心惊白主和；

或见微微青紫色，只因客忤症相过。

山根青现两遭惊，紫色伤脾吐泻因；

红色夜啼声不歇，若逢白色死之形。

年寿黄为吐泻基，若然㿠白是为虚；

两颐赤为啼哭热，更兼黄色吐因之。

鼻准微黄紫庶几，深黄死症黑应危；

人中短缩缘吐利，黑形唇反定难医。

鼻门黑燥渴难禁，面黑唇青命不存；

肚大青筋俱恶候，更嫌身有直身纹。

唇上鲜红润者平，燥干红热即黄生；

白形失血青惊重，黑纹绕口死之癥。

承浆青色食时惊，黄多吐逆是真形；

烦躁夜啼青主吉，金匮青生亦主惊。

青脉生于左太阳，须惊一度见推详；

赤是伤寒微燥热，黑青知是乳多伤。

右边青脉不须多，有则频惊怎奈何？

红赤为风抽眼目，黑青三日见阎罗。

忽见眉间紫带青，看来立便见风生；

青红碎杂风将起，久病眉红是死形。

白睛青色有肝风，有积黄形不及瞳；

若见黑精黄色现，伤寒发疸是其踪。

两颊风池二气黄，躁啼吐逆色鲜红；

更如火煅还多燥，肺家客热死非空。

两颊黄为痰塞咽，青色肝风红主热；

赤是伤寒黄主淋，二色精详分两颊。

左腮红为痰气盛，右腮红是风寒症^①；

面而黧黑危急形，面带微红惊且热。

面白黄多吐利因，面青唇白急惊成；

面白唇青方疟疾，面多白色腹中疼。

面红唇赤是伤寒，面目皆黄湿热端；

面黄弄舌心烦躁，面肿虚浮咳利干。

两眉红主夜啼多，眉皱头疼痢疾呵；

眼胞浮肿咳之久，不尔因疳疟痢疴。

瞑目昏昏似睡兮，不转睛而半露癥；

纵开目内无光彩，此症由来号"慢脾"。

耳轮干燥骨蒸容，聍聍耳内自流脓；

耳轮水冷知麻痘，耳后红丝缕亦同。

鹅口口中皆白垢，脾热必然多口臭；

鱼口鸦声最不祥，舌唇黑色应难救。

口张出舌是惊风，重舌木舌热于中；

① "风寒症"，江静波校订本作"伤风寒"三字。

舌上生舌阳毒结，舌上生芒刺亦同。

舌上白滑亦难医，舌上黑胎全不和；

舌上黑色命将休，舌卷难言死可知。

咬牙寒战痘疮传，牙根出血是牙宣；

牙根白色泻痢急，齿嚼咬人不久延。

牙稿焦枯脾热致，牙折肾经疳积是；

牙床痒塌咬牙疳，牙关紧急惊风使。

口沫啼叫虫痛乎，涎来清白胃寒虚；

吐涎黄水非良候，壅塞风痰吐尽奇。

呵欠面黄脾土虚，面青呵欠是惊迷；

面红呵欠为风热，呵欠久病阴阳离。

呵欠气热是伤寒，呵欠喘急伤风传；

多眠呵欠因疲倦，呵欠烦闷痘疮传。

险症不治歌

小儿症候要占详，闭目摇头搐一场；

鼻头汗出兼肚①痛，手抱胸前毕竟亡；

白膜侵入瞳仁内，四肢不收候可伤；

指上黄纹青惊变，鱼口鸦声不久长；

太阳青筋生入耳，定睛鱼口亦非良；

赤脉贯睛非吉兆，乱纹目下亦多殃；

莫教口鼻蛔虫出②，面黑声短③是难量；

囟陷唇干手足冷，掌冷头低亦主亡；

此时纵惜如珍宝，也须顷刻葬荒冈。

---

① "肚"，原本作"吐"。江静波校订本作"吐字，疑是肚字"六字。据文义改。

② "出"，江静波校订本作"黑"。

③ "面黑声短"，江静波校订本作"鸦声啼哭"四字。

面部捷径歌 此色与三关看法同

面纹交错紫兼青，急急求医免命倾；

盛紫再加身体热，定知脏腑恶风生[①]。

紫少红多六畜惊，紫红相并即疳成；

紫点有形如米粒，伤风积食证堪评。

紫散风传脾脏间，紫青口渴是风痫；

紫隐深沉难疗治，风痰祛[②]散命须还。

红赤连兮赤络[③]轻，必然乳母不相应；

两手忽然无脉见，定知冲恶犯神灵。

黑轻可治死还生，红赤伤寒痰积停；

赤青脾受风邪症，青黑脾风作慢惊。

小儿无患歌

孩童常体貌，情态自殊然；

鼻内干无涕，喉中绝没涎；

头如青黛染，唇似点朱鲜；

脸方花映竹，颊绽水浮莲；

喜引方才笑，非时手不掀；

纵哭声无诈[④]，虽眠未久眠；

意同波浪静，性若镜中天；

此候俱安吉，何愁疾病缠？

---

① "脏腑恶风生"，江静波校订本作"啼哭见风生"五字。

② "祛"，原本作"却"。据江静波校订本改。

③ "络"，原本作"药"。据江静波校订本改。

④ "声无诈"，江静波校订本作"无多哭"三字。

天 症 歌

身软阳痿头四破，脐小脐高肉不就；

发稀色脆短声啼，遍体青筋俱不寿；

尻肿膑骨若不成，能踞能行皆立逝。

面部五色歌

面赤为风热，面青惊可详；

心肝形见此，脉症辨阴阳；

脾肺黄疳积，虚寒㿠白伤；

若逢生黑气，肾败即倾亡①。

虎口三关察症歌

欲知虎口何处是？男左女右第二指；

先分风气命三关，细察根源寻妙理。

初得病时见风关，稍进惊痰气关里；

若到命关直透时，危急存亡须审视；

色红易疗紫则进，青极变黑终不治。

纹青枝紫伤风症，纹紫枝红伤寒病；

肺热时结红米粒，黑色透辰伤暑论。

青纹泻痢胃家寒，白色微微却是疳；

枝赤涎潮胸否膈，黄纹隐隐困脾端。

枝形恰似垂钓样，风寒二症分其向；

---

① "即倾亡"，江静波校订本作"即须防"三字。

向外伤风有汗形，向内伤寒无汗恙。
关上枝青鱼刺形，惊疳虚风三部分；
枝直悬针青黑色，水惊肺热慢脾并。
枝如水字三关有，咳嗽积滞风疳久；
枝如乙字青红纹，总是惊风慢脾咎。
一曲如环乳食伤，两曲如钩冷之端；
三曲长虫伤硬物，双钩脉样定伤寒。
枝形或若似弯弓，如环如虫又不同；
乱纹十物如川字，食积疳成五脏风。

虎口脉纹五言独步歌

虎口脉纹多，须知气不和；
色青惊积聚，下乱泻如何？
青黑慢惊发，入掌内吊多；
三关若通度，此候必沉疴。
青红惊急症，黄黑水伤残；
紫色生惊搐，红筋热在肝；
关中存五色，节节见纹斑。
风关通九窍，色色是风纹；
关中青与白，定是食伤生；
气关从气论，因气便成形；
未过三关节，相逢可贺生。
命关生死路，风气两相攻；
过了三关节，良医总是空。
五指梢头冷，惊来不可当；
梢头如火喷，原因食夹伤。
若逢中指热，必定是伤寒；
中指独自冷，麻痘症相传。

74

红纹如线样，伤风发搐惊；

右手病在脏，食伤惊积生。

纹见三叉样，生痰夜作声；

有青并有黑，吐泻搐非轻。

赤多因隔食，青是水风伤；

筋纹连大指，阴症候相当。

悬针主泻吐，生花定不祥；

手足软腹胀，吐乳乳之伤。

鱼口鸦声现，犬咬并人伤；

黑时因中恶，白痟黄脾伤。

青色大小曲，人惊并四足；

赤色大小曲，水火飞禽扑；

黄紫大小曲，伤米面鱼肉；

黑色大小曲，脾风来作搐。

囟门坑陷①夭，三关惊透亡；

黑目相冲恶，掌冷亦堪伤；

手足麻冷死，歪窜命难当②。

口意心搌并，气吼此儿亡；

鼻红兼嘴黑，华胥入梦乡。

五脏主病歌

心经热盛定痴迷，天河推过到阳池。

肝经有病人多痹，推动脾土病能除。

脾经有病食不进，推动脾土病必应。

肺受风寒咳嗽多，可把肺经久按摩。

肾经有病小便塞，推动肾水即救得。

---

① "坑陷"，原本作"八字"二字。据江静波校订本改。

② "歪窜命难当"，江静波校订本作"歪斜恐难当"五字。

大肠有病泄泻多，大肠推抹待如何？

小肠有病小便闭，横门版门推可记。

命门有疾原气亏，脾土太阳八卦为。

三焦主病多寒热，天河六腑神仙诀。

膀胱有病作淋疴，肾水八卦运天河。

胆经有病口作苦，只从妙法推脾土。

胃经有病寒气攻，脾土肺金能去风。

掌上诸穴拿法歌

三关出汗行经络，发汗行气是为先；

大肠侧推到虎口，止泻止痢断根源。

脾土曲①补直为清，饮食不进此为魁；

泄痢羸瘦并水泻，心胸痞气塞能开。

掐心经络节与离，推离往乾中要轻；

胃风咳嗽并吐逆，此经推散②抵千金。

肾水一纹是后溪，推上为补下为清；

小便闭塞清之妙，肾经虚便补为奇。

六腑专治脏腑热，遍身潮热大便结；

人事昏沉总可推，去病犹如汤泼雪。

总筋天河水除热，口中热气并括舌；

心经积热火眼攻，推之即好真秘诀。

四横纹和上下气，吼气肚痛皆可止；

五经能通脏腑热，八卦开胸化痰逆。

胸膈痞满最为先，不是知音莫可说；

水火能除寒与热，二便不通并水泄③。

---

① "曲"，原本作"宜"。据江静波校订本改。

② "散"，江静波校订本作"效"。

③ "泄"，江静波校订本作"湿"。

人事昏沉痢疾攻，疾忙气促 ① 要口诀；
天门虎口须当竭，肘肘生血顺是妙。
一指五指节与离，惊风被唬要须知；
小天心能生肾水，肾水虚少须用意。
肜门专治气促 ② 攻，扇门发汗热宜通。
一窝风能治肚痛，阳池专一治头疼。
二人上马清补肾，威灵体死可回生。
外劳宫治泻用之，拿此又可止头疼。
精灵穴能医吼气，小肠诸气快如风。

掌面推法歌

一掐心经二劳 ③ 宫，推上三关汗即通；
如若不来加二扇，黄蜂入洞助其功。
侧掐大肠推虎口，螺狮穴用助生功；
内伤泄痢兼寒疟，肚胀痰吼气可攻。
一掐脾经屈指补，艮震重揉肚胀宜；
肌瘦面若带黄色，饮食随时而进之。
肾经一掐二横纹，推上为清下补盈；
上马穴清同此看，双龙摆尾助其功。
肺经一掐二为离，离乾二穴重按之；
中风咳嗽兼痰积，起死回生便徇时。
一掐肾水下一节，便须二掐小横纹；
退之六腑凉将至，肚膨闭塞一时宁。
总筋一掐天河水，潮热周身退似水；
再加水底捞明月，终夜孩啼即止声。

运行八卦开胸膈，气喘痰多即便轻；

肬门重揉君记取，即时饮食进安宁。

眼翻即掐小天心，望上须当掐下平；

望下即宜将上掐，左边掐右右当明。

运土入水身羸瘦，土衰水盛肚青筋；

运水入土腹膨胀④，水衰土盛眼将睁。

阴阳二穴分轻重，寒热相攻疟痢生；

痰热气喘阴重解，无吼无热用阳轻。

运动五经驱脏腑，随时急用四横纹。

掌背穴治病歌

外边五节驱风水，靠山剿疟少商同；

内外间使兼三穴，一窝风止肚疼功。

头疼肚痛外劳宫，潮热孩啼不出声。

单掐阳池头痛止，威灵穴掐死还生。

一掐精灵穴便苏，口歪气喘疾皆除。

内间外使平吐泻，外揉八卦遍身疏。

二十四惊推法歌

兔丝惊主口括舌，四肢冷软心家热；

推上三关二十通，清肾天河五十歇；

运卦分阴亦三十，二十水底捞明月；

葱水推之蛤粉擦，手足中心太阳穴；

洗口米泔仍忌乳，顷刻其惊潜减灭。

---

④ "腹膨胀"，江静波校订本作"膨胀止"三字。

马蹄惊主肢向上，四肢乱舞感风吓；
推上三关五十通，三次掐手五指节；
补脾运卦四横纹，各加五十无差迭；
走磨摇头三十遭，天门入虎神仙诀；
姜水推之生冷忌，上马揉之汗不歇。

水泻惊主肚中响，遍身软弱嘴唇白；
眼翻寒热不调匀，推上三关加半百；
补脾运卦五十遭，天门入虎三次诀；
横纹四十肚揉十，大蒜细研重纸隔；
敷脐大久小片时，风乳饮食皆忌得。

鲫鱼惊主吐白沫，肢摇眼白因寒唬；
十三关上好追求，肺经走磨五十歇；
八卦四十横纹二，四次掐手五指节；
上马三遭茶洗口，蛤粉涂顶惊自灭。

乌纱惊主唇肢黑，面有青筋肚作膨；
食后感寒风里唬，三关五十逞奇能；
运卦补脾并补肾，半百还揉二扇门；
分阴二十横四十，二十黄龙入洞增；
麝香推罢忌乳风，虚汗来多补土行。

乌鸦惊大声即死，眼闭口开手足舞；
此是痰多被唬惊，三关二十应无苦；
推肺运卦分阴阳，补肾横纹五十主；
按弦走磨只三次，天心一掐葱姜补；
细茶洗口取微汗，蛤粉涂顶忌风乳。

肚胀惊气喘不宁，青筋裹肚眼翻睛；

此子只缘伤乳食，二十三关即效灵；
大肠阴阳并八卦，补脾补肾半百匀；
天门虎口只三次，五十横纹最有情；
二十水底捞明月，葱姜推取汗频频；
捣葱用纸重包裹，敷向胸前忌乳风。

潮热惊多生气喘，口渴昏迷食感寒；
推关六腑各六十，河水阴阳四十完；
八卦横纹须半百，三次天门入虎看；
姜葱推汗泔洗口，茱萸灯草脚心安。

一哭一死惊夜啼，四肢掣跳起登时；
有痰伤食仍伤热，八卦三关二十施；
分阴清肾天河水，六腑清凉半百奇；
横纹四十推盐水，薄荷煎汤口洗之；
生冷乳时须禁忌，搽胸用蛤更敷脐。

缩沙惊至晚昏沉，人事不知口眼掣；
痰症三关四十推，八卦三十肾二百；
虎口阴阳五十匀，指节一百为真诀；
揉脐一十麝香推，蛤搽手足风忌得；
研茶作饼内间敷，洗口还须汤滚白。

脐风惊主口吐沫，四肢掣跳手拿拳；
眼翻偏视哭不止，三关一十问根源；
运卦清金并补肾，龙戏珠皆五十圆；
指节数番姜水抹，米泔须用洗丹田。

慢惊咬牙眼不开，四肢掣跳脾虚是^①；

---

① "脾虚是"，原本作"脾几走"三字。据江静波校订本改。

八卦三关五十通，天门指节数番治；
补肾五十十走磨，天心揉之风乳忌。

急惊捏拳四肢掣，口歪惊主感风寒；
一十三关五十腑，补肾推横五十完；
运卦走磨加二十，威灵掐穴汗漫漫；
推时更用葱姜水，洗口灯芯忌乳寒。

弯弓惊主肢向后，肚仰上哭不出声；
痰积三关推二十，五十须当把肺清；
入水走磨加数次，一十天门入虎真；
麝香水推荷洗口，百草霜敷治噤声。

眼睛向上天吊惊，哭声大叫鼻流清；
清肺推关并运卦，推横补土又分阴；
各加五十无差别，走磨二十掐天心；
推用葱姜尤忌乳，宗因水唬致惊深。

内吊咬牙苦寒战，掐不知疼食后寒；
推关清肾并清肺，补土五十一般般；
天门虎口加二十，摘果猿猴半百完；
推用麝香甘草洗，忌风生冷乳兼寒。

胎惊落地或头软，口噤无声哑子形；
胎毒推关兼补肾，补土清金半百勤；
横纹二十威灵掐，虎口天门数次灵；
灯火顶头烧一燋，涌泉一燋便安宁；
葱姜推后应须退，不退应知是死形。
月家惊撮口拿拳，眼红不响抹三关；
横纹阴阳皆二十，运卦清金半百玄；

取土入水运数次，指节数次二人连；
葱姜推后灯芯洗，蛤粉敷两太阳边。

盘肠气喘作膨胀，人形瘦弱肚筋青；
脏寒运卦推关上，指节横纹补肾经；
补脾五十天心掐，外劳揉之立便轻；
艾饼敷脐葱水抹，麝香搽向脚中心。

锁心惊主鼻流血，四肢冷软火相侵；
推关补肾天河水，运卦天门五十真；
清肺分阴各二十，米泔洗口麝香淋；
蛤粉细研搽两额，还敷手足两中心。

鹰爪惊主眼向上，哭时寒战眼时光；
肺风被吓仍伤食，二十三关分阴阳；
清金补土横纹等，各推五十用生姜；
走磨入土皆数次，取肝灯芯洗口汤。

撒手惊主手足掣，咬牙歪口被风吓；
心热推关二十通，运卦资脾加半百；
横纹指节及天门，各加数次为准则；
走磨一十葱姜推，取汗微微惊自歇；
仍将蛤粉搽手心，洗口茱萸须记得。

担手惊主手担下，眼黄口黑面紫青；
舌动只因寒水唬，五十三关把肺清；
补肾横纹入虎口，八卦天河半百经；
入水数次姜推汗，麝香敷向涌泉真；
洗口细茶忌风乳，却能起死致安宁。

看地惊主眼看地，手掐拳时心热真；

八卦横纹皆五十，三关一十掐天心；

虎口肫门皆数次，葱姜洗口用灯芯。

杂症推拿歌^①

吐逆四肢冷肚响^②，吐乳须知胃有寒；

三关阴阳^③各二十，清金清肾四横纹；

八卦各皆加半百，数次天门虎口完；

十捏肫肘椒葱汁^④，茱萸蛤粉脚心安。

肚痛三关推一十，补脾二十掐窝风；

运卦分阴并补肾，揉脐入虎口中心；

各加五十掐指节，肫肘当揉二十工；

艾敷小肚须臾止，姜汁^⑤推完忌乳风。

火眼三关把肺清，五经入土捞明月；

各加二十肫肘十，清河退腑阴^⑥阳穴；

五十横纹十戏珠，两次天河五指节。

气肿天门是本宗，横纹水肿次详阅；

虚肿肚膨用补脾，此是神仙真妙诀。

---

① "杂症推拿歌"，原本脱。据正文补。

② "吐逆四肢冷肚响"，按此节原在《二十四惊推法歌》中"鹰爪惊"一节之后，"撒手惊"一节之前，因不在二十四惊之数内，据文义移此。

③ "阴阳"，原本作"水火"二字。据江静波校订本改。

④ "汁"，原本作"汗"。据江静波校订本改。

⑤ "姜汁"，江静波校订本作"虎口"二字。

⑥ "阴"，原本作"水"。据文义改。

黄肿三关并走磨，补肾皆将二十加；
补土横纹皆五十，精灵一掐服山楂；
推时须用葱姜水，殷勤脐上麝香搽。

走马疳从关上推，赤凤阴阳一十归；
清河运卦兼捞月，各加五十麝香推；
烧过倍子同炉底，等分黄连作一堆。

头痛一十向三关，清土分阴并运卦；
横纹及肾天河水，太阳各安五十下；
阳池一掐用葱姜，取汗艾叶敷顶上。

痰疟来时多战盛，不知人事极昏沉；
阴阳清肾并脾土，五十麝香水可寻；
走磨横纹各二十，桃叶将来敷脚心。

食疟原因人瘦弱，不思饮食后门开；
一十三关兼走磨，补土横纹五十回；
肚肘一十威灵掐，上马天门数次归。

邪疟无时早晚间，不调饮食致脾寒；
上马三关归一十，补脾补肾掐横纹；
五十推之加肚肘，威灵三次劝君看；
阴阳二关须详审，走气天门数次攒。

白痢推关兼补脾，各加五十掌揉脐；
阴阳虎口仍揉肘，二十清肠取汗微；
葱姜少用揉龟尾，肚痛军姜贴肚皮。

赤痢三关推一十，分阴退腑及天河，

横纹五十皆相等，揉掌清肠龟尾摩；
半百各加姜水抹，黄连甘草起沉疴。

痢兼赤白抹三关，阴阳八卦四横纹；
龟尾大肠揉掌心，揉脐五十各相安；
葱姜推罢忌生冷，起死回生力不难。

痞痢推关补脾土，五节横纹二十连；
退腑一百盐揉痞，螺狮艾叶及车前；
细研敷向丹田上，白芨将同牛肉煎。

热泻推肠退六腑，八卦横纹及掌心；
揉脐五十同清肾，姜水推之立便轻。

冷泻推关及大肠，运卦分阴补肾乡；
各加五十推姜水，走磨指节并脐旁；
掌心数次同龟尾，此是先贤治泻方。

伤寒潮热抹三关，六腑阴阳八卦看，
清肾天河加五十，数次天门入虎钻；
五指节当施五次，葱姜推罢立时安。

泻^①法天河捞明月，数番六腑五指节；
螺狮苴蓿贴丹田，大泻大肠真妙诀；
小便不通用蜜葱，作饼敷囊淋自泄；
若将捣烂贴丹田，此法能通大便结。

---

① "泻"，原本作"吐"。据江静波校订本改。

验症加减法

小儿初生月，胸膈手频翻；

此病号"领膈"，父母惜儿难。

心中有痰，气不转，面黄、眼直视、不食、肚上青筋，用滚痰丸一行，随用石膏烧末，蜜汤下。

小儿初生月，肢体瘦无涯；

头角毛稀少，原因鬼主胎。

小儿初生月，七孔①血流鲜；

指甲唇毛缺，胎中损莫收。

小儿初生月，两眼烂其弦；

此症胎中热，惊风最是先。

此肝经有热，眼目赤肿、鼻气急、口吐涎痰，先服滚痰丸，后用寒水石方、四黄散治之。切不可点。

小儿初生月，啼哭作鸦声；

泻下如蓝色，胎中更积惊。

此心中有惊，拿十二经络。服镇惊丸，薄荷汤下。后用桃红散，灯芯汤下。

小儿初生月，吐乳热中胎；

不识常乳哺，原因是吐来。

此儿受寒，眼目青、四肢冷、先吐后泻。用通关散吹入鼻中，次用捉虎丹止泻，后用平胃散治下。

小儿翻吐后，搐热气长吁；

此病知医疗，其原号"胃虚"。

---

① "孔"，原本作"吼"。江静波校订本同。据文义改。

此体弱，元气虚，不思饮食、肌肉不生。益黄散治之。

小儿惊吐后，食物不过喉；
目定浑身肿，看看命不留。

小儿惊热重，吐泻后心烦；
赤点连皮肿，医人仔细看。

吐泻后，热泄，阳发在外，不能退热，先拿经络；后用姜汤磨滚痰丸定搐，用通关散吹入鼻中。

小儿初得病，体热目皮张；
父母忧惊死，医人见识长。

拿左手、右足。用通关散吹之。

小儿惊积后，最要补肠中；
此病虚中积，久病更加脓。

肚腹溏泄无常，有积。滚水下千金丸，后用平胃散补之。

小儿惊泄久，眼慢困沉沉；
手足时加搐，良医谓"慢惊"。

泄久脾虚，睡卧不醒，属内寒矣；与急惊相似，不可用凉药。用姜汤磨牛黄丸，后用益黄散治之。

小儿惊泄后，偃蹇若风瘫；
此气为中疗，医人仔细看。

此症难识，先用通关散吹之，不开，不治；开则用降痰丸治下。

开关散：细辛、麝香、皂角。

儿小沉久病，慢慢患无时；
欲死频来去，《经》云号"慢脾"。

眼目望上，即同天吊惊风。先服滚痰丸，后用寒水石治之。

小儿惊风重，走注四肢瘫；

作热时加搐，惊来泪不干。

四肢无力，日夜啼哭。拿十二经络，用灯芯汤送牛黄丸。

小儿肠冷后，时热后加惊；

咳嗽痰成壅，看看啼没声。

眼珠黄、心中痰结、声气闭塞。用黄荆子汤下滚痰丸。热退，用伏龙肝煎汤，下山豆根、青礞石，即愈。

小儿初生月，噤口病非轻；

吃乳频吐沫，须令父母惊。

此名"噤风"。口噤、眉蹙、面红、大声。三日去脐，作脐风论。风在皮，无药治①。

小儿初生月，腹紧哭声长；

此气胎中受，《经》云号"锁阳"。

此腹紧，作夜啼。用灯芯膏汤治之。

小儿初生月，舌缩哭声沉；

愚者何能识，惊痰上锁心。

此痰与积病相同，用滚痰丸治之。

十二手法主病赋

黄蜂入洞治冷痰，阴症第一；水底捞明月主化痰，潮热无双。凤凰单展翅同双龙摆尾之功，老翁绞缯合猿猴摘果之用。打马过天河止呕，兼平泻痢；按弦走搓摩动气，最化痰涎。赤凤摇头治木麻，乌龙摆尾开闭结。二龙戏珠，利结止搐之猛将；猿猴摘果，祛痰截疟之先锋。飞经走气专传送之，天门入虎之能血也。

---

① "无药治"，江静波校订本作"洗药治之"四字。

十二手法诀

黄蜂入洞法：大热。一掐心经，二掐劳宫。先开三关，后做此法。将左、右二大指先分阴阳，二大指并向前，众小指随后，一撮，一上，发汗可用。

水底捞明月法：大凉。做此法，先掐总筋、清天河水，后以五指皆跪，中指向前，众指随后，如捞物之状，以口吹之。

飞经走气法：化痰，动气。先运五经纹，后做此法。用五指开张，一滚，一笃，做至关中，用手打拍乃行也。

按弦走搓摩法：先运八卦，后用二大指搓病人掌，三关各一搓；二指拿病人掌，轻轻慢慢如摇。化痰甚效。

二龙戏珠法：用二大指、二盐指并向前，小指在两旁，徐徐向前，一进，一退，小指两旁掐穴。半表里也。

赤凤摇头：此法将一手拿小儿中指，一手五指攒住小儿肘肘，将中指摆摇，补脾、和血也 中指属心，色赤故也。

乌龙摆尾法：用手拿小儿小指，五指攒住肘肘，将小指摇动，如摆尾之状，能开闭结也 小指属肾水，色黑故也。

猿猴摘果法：左手大指、食指交动，慢动，右手大指、食指，快上至关中，转至总筋左边，右上至关上。

凤凰单展翅法：热。用大指掐总筋，四指皆伸在下，大指又起，又翻四指，如一翅之状。

打马过天河：温凉。以三指在上马穴边，从手背推到天河头上。与捞明月相似 俗以指甲弹响过天河者，非也。

天门入虎口法：右手大指掐小儿虎口，中指掐住天门，食指掐住总筋，以五指攒住肘肘，轻轻摇动，效。

寸口脉诀歌

小儿有病须凭脉，一指三关定其息；

浮洪风盛数多惊，虚冷沉迟定有积。

小儿一岁至三岁，呼吸须将八至看；

九至不安十至困，短长大小有形干。

小儿脉紧是风痫，沉脉须知乳化难；

腹痛紧弦沉实秘，沉而数者骨中寒。

小儿脉大多因热，沉细原因乳食结；

弦长多隔肝风紧，数寒惊风①四肢掣。

浮洪胃口似火烧，沉疴腹中痛不歇；

虚滞有气更兼风，肺吼多痢大肠血；

脏腑三部脉来分，但以浮沉迟数别②。

风痰疾喜迟而浮，急大洪数儿不瘳；

紧大邪气风痫作，弦急寒邪风冷求。

寒疟脉弦而带迟，热疟脉弦而带数；

下痢之脉喜细微，浮大见时难用药。

吐泻顺脉小而微，乳后辄吐脉乱宜。

中暑霍乱喜浮大，最嫌沉细与沉迟。

急惊之脉弦数急，慢惊之脉宜沉细；

疳积诊时洪大宜，沉细必然无药治。

水肿浮大得延生，细沉难以望安宁；

吐衄腹痛沉细吉，浮数弦长药不灵。

紧数细快无他疾，沉缓不能消乳食；

气喘身热宜滑净，脉涩四肢寒者危。

---

① "数寒惊风"，江静波校订本作"紧数寒惊"四字。

② "别"，江静波校订本作"则"。

入门先知诀

生死入门何处断？指头中用掐知音；

此是小儿真妙诀，更于三部看何惊。

虎口三关察脉图

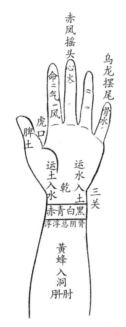

图一 虎口三关察脉图

紫热红伤寒，青惊白是疳，黑时为中恶，黄即困脾端。

三关青：鸟兽惊。浮因风受，沉因食受。

三关赤：水惊。浮因风受，沉因食受。

三关黑：是人惊。浮，热在外[①]；沉，热在内。

"oo"流珠形：主膈热、三焦不和、饮食欲吐、欲泻、肠鸣、白痢、烦躁、啼哭。

[①] "在外"，原本作"不治"二字。据江静波校订本改。

"ૐ"如环珠形：主气不和、脾虚虚弱、肚腹膨胀[1]、虚烦作热。

"〇"长珠形：夹积、伤滞、肚腹疼痛、饮食不化。

"ஃ"环形[2]：主肝脏有病、积聚、吐逆。

"ᨆ"双钩形：主伤寒。

"ᢪ"如环，有独脚者：伤冷。

"ᢒ"两曲如钩者：是伤冷[3]物。

"ᢘ"三曲如长虫者：伤硬物。

"⌒"曲虫形：肝[4]病、积聚。

"ᒃ"来蛇形：主中脘不和、积气攻[5]刺、脏腑不宁、干呕。

"ᒄ"去蛇形：主脾虚虚弱，及冷泄泻、神[6]困。

"ᢓ"弓反里形：主感受寒热邪、头目昏重、心神惊悸、四肢作倦、有积、小便赤色。

"ᢛ"弓反外形：主痰色热、心神恍惚、夹食作热、惊风、痫证。

"丨"枪形：主邪热、痰盛生风、发搐、惊风。

"卌"似鱼骨形：主痰盛。

"水"水字形：主惊、热积、烦躁、心神迷闷、夜啼、痰盛、口噤、搐搦。

"乚"乙字形：主肺受惊、慢脾。

"丨"似针形：主心肺受热、热极生风、惊悸、烦闷、神困、不食、痰盛、搐搦。

凡诸纹三关通度，俱皆恶候，然不越惊、热、风、痰而已。

运水入土：能治脾土虚弱，小便赤涩。如脾土虚，泻痢，即运土入水；如小便赤涩，即运水入土。

总筋，属土。总五行，以应脾胃。主温热，外通肫门，周流一身。壅塞之症及诸惊皆掐此。

赤筋，属火，以应心、小肠。主霍乱、作寒，掐此。

青筋，阳木，以应肝、胆。主温和，通两目。赤涩、红生、多泪，掐此。

---

[1] "膨胀"，江静波校订本作"虚痛"二字。

[2] "形"，原本脱。江静波校订本同。据文义补。

[3] "冷"，江静波校订本无。

[4] "肝"，江静波校订本作"痞"。

[5] "攻"，原本作"故"。据江静波校订本改。

[6] "神"，原本作"补"。据江静波校订本改。

白筋，浊阴，属金，以应肺、大肠。通一身之窍。微凉。胸膈痞满、头昏、生痰，退热掐此。

黑筋，重阴，属水，应肾、膀胱。通两耳。主冷气。尪羸、昏沉，掐此。

掌面诸穴图

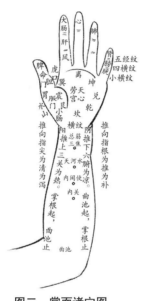

图二　掌面诸穴图

掐心一节及劳宫，推三关，能出汗；后做黄蜂入洞心在中指。

内劳宫：屈中指尽处是穴。发汗用。

天河水：在总筋下三指。掐总筋、清天河水、水底捞明月，治心经有热。

横纹掐至中指尖，主吐。横纹在掌尽处。

无名属肺。掐肺一节及离宫节，止咳嗽。离至乾，中要轻。

小指属肾。掐肾一节，小横纹、大横纹、退六腑，治小便赤涩。

运五经纹，治五脏六腑气不和。

运四横：和上下不足之气，气急、气喘、腹肚疼痛。

大指属脾。掐脾一节，屈指为补。小儿虚弱、乳食不进。

肟门：在大指节下五分，治气促、气攻。肟门推向横纹，主吐；横纹推向肟门，主泻。

93

横纹两旁，乃阴阳二穴。就横纹上，以两大指中分，往两旁抹，为分阴阳。治肚腹膨胀、泄泻、二便不通。脏腑虚并治。

运八卦：开胸膈之痰结。左转止吐，右转止泻。

天心穴：乾入[①]寸许，止天吊惊风、口眼歪斜。运之，效。

虎口对天门推之，名"天门入虎口"。推后，二指拿定二穴，一指掐住总筋，以手揉服肘是也。

清天河、分阴阳、赤凤摇头，止夜啼。

掐中指一节及指背一节，止咳嗽。

掌背诸穴图

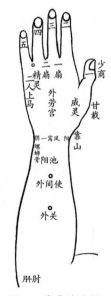

图三　掌背诸穴图

掐五指背一节：专治惊吓。醒人事，百病离身。

掐大指少商穴：治湿痰、疟、痢。

靠山穴：在大指下掌根尽处腕中，能治疟疾、痰壅。

威灵穴：在虎口下两旁歧有圆骨处。遇卒死症，揉掐即醒。有声则生，无声则死。

一扇门，二扇门：在中指两旁夹界下半寸是穴。治热不退，汗不来。掐此，即

---

① "入"，原本作"八"。据江静波校订本改。

汗如雨。不宜太多。

精灵穴：在四指、五指夹界下半寸，治痰壅、气促、气攻。

二人上马：在小指下里侧，对兑边是穴。治小便赤涩，清补肾水。

外劳宫：在指下，正对掌心是穴。治粪白不变、五谷不消、肚腹泄泻。

一窝风：在掌根尽处腕中。治肚痛极效，急慢惊风。又一窝风掐住中指尖，主泻。

阳池穴：在掌根三寸是。治风痰、头痛。

外运八卦：能令浑身酥通。

脚上诸穴图

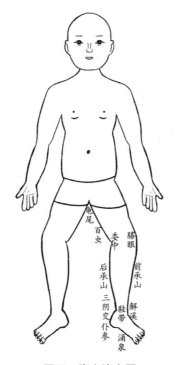

图四　脚上诸穴图

膝眼穴：小儿脸上惊来，急在此掐之。

前承山穴：小儿望后跌，将此穴久掐久揉，有效。

解溪穴：又惊、又吐、又泻，掐此即止。

鞋带穴：小儿望后仰，掐此，效。

若小儿惊急掐人，眼光掣跳，寒战，咬牙，将大指一节久揉即止。掐左足、右手，又将手中指一节掐三下。

揉龟尾并揉脐，治水泄，乌纱膨胀，脐风，急慢等症。

后承山穴：小儿手足掣跳，惊风紧急，快将口咬之，要久令大哭，方止。

仆参穴：治小儿吼喘，将此上推下掐，自然苏醒。如小儿急死，将口咬之，则回生，名曰"老虎吞食"。

正 面 图

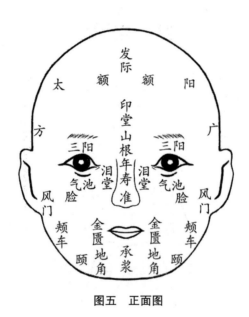

图五　正面图

五色不治歌

青色如针两目下，良医也须怕。

忽然腹痛面青时，何必更求医。

青色横目及入耳，此症应知死。

赤侵眉间死无疑，七日可为期。

青色如针入口里，报君三日已。

黑色遮眉入绕目，命殂何太速！

96

黑起眉间也不良，十日定知亡。

人中黑色入口里，必做黄泉鬼。

眼目自闭睁睁开，死信也将来。

水肿之病目轮黑，报道肾经绝。

久咳唇白及绕颐，死日不多时。

孩童吐血鼻塞白，命殂救不得。

久病忽然面似妆，不久见阎王。

目陷无光兼直视，祸从三朝至。

更有瞳仁不转动，休将良药用。

口噤全然不进乳，此病必难许。

泻下之物如瘀血，此儿休望活。

利久不食又咬人，终与鬼为邻。

泻利不止热又生，如何想命回？

久吐不止止又吐，此病入鬼数。

耳内生疮黑斑出，医人休用术。

下粪黑色不止时，不必望生期。

久嗽四肢皆厥冷，备起棺木等。

小儿腹胀喘又粗，终须向死途。

这般诸恶症，枉费用工夫。

小儿牙关紧闭，将颊车穴揉之，自开。

正面部位歌

中庭与天庭，司空及印堂；

额角方广处，有病定存亡；

青黑惊风急，体和滑泽光 [①]；

不可陷兼损，唇黑最难当；

[①] "体和滑泽光"，原本脱此五字。据江静波校订本补。

青甚须忧恐，昏暗亦堪伤；
此是命门地，医师要较量。

额上属心，鼻准属土，左腮属肝，右腮属肺，下颏属肾。

天吊惊：眼向上不下。将两耳珠望下一扯，一掐，即转。

肝惊起发际，肝积在食仓；
肝冷面青白，肝热正眉端。

脾惊正发际，脾积唇应黄；
脾冷眉中岳，脾热太阳侵。

肺惊发鬓赤，肺积发际黄；
肺寒人中见，肺热面腮旁。

肾惊耳前穴，肾积眼包相；
肾冷额上黑，肾热赤食仓。

心惊在印堂，心热额角荒；
心冷太阳位，心热面颊妆。

小儿惊风俱灯火穴图并列于后。

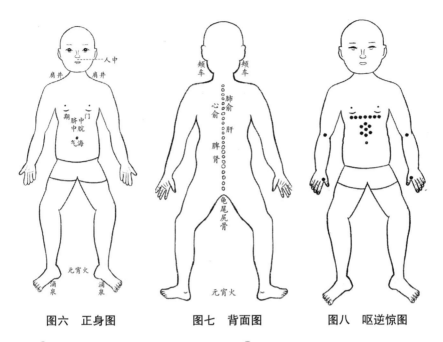

图六　正身图　　　　图七　背面图　　　　图八　呕逆惊图

呕逆惊^①：服乳即吐、人事昏迷、腹喉响^②。灯芯煅曲池各一燋，虎口各一燋，心窝、中脘各七燋。

缩纱惊：日轻夜重、人事昏迷、四肢软如坐地。用桃皮、生姜、飞盐、香油、宫粉和匀，推之。两膝、委中、内关穴上、猪尾骨上，各用灯火煅之。

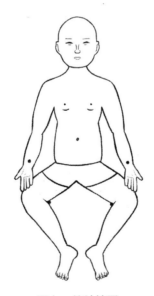

图九　缩纱惊图

① "呕逆惊"，江静波校订本作"撮口惊"三字。
② "腹喉响"，江静波校订本作"急须用"三字。

急惊风^①：双眼翻白、青筋、气吼、撮口、吐沫即死者，急惊风也。用灯火煅眉心一燋、鼻梁一燋、心演一燋、两手总筋各一燋、两足鞋带穴各一燋。以生姜、香油，热推之。

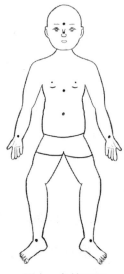

图十　急惊风图

慢惊风：盖因逐日被吓，雨湿所伤，惊恐所致。露睛、昏睡、咬牙、口歪、心间迷闷，多于吐泻后得之。掐住眉心良久，太阳、心演推之；灯火煅眉心、心演、虎口、涌泉穴各一燋。香油调粉推之。

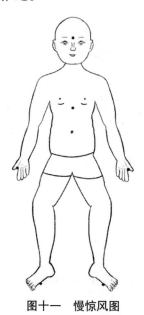

图十一　慢惊风图

① "急惊风"，原本脱此三字。江静波校订本同。据正文体例补。

膨胀惊：寒热不均，有伤脾胃，饮食太过，胃不克化。气吼、肚膨、肚上青筋、两眼翻白。用灯火煅心演内三燋、囟门三燋、肚脐四燋、两膝二燋、鞋带各一燋、总筋各一燋。

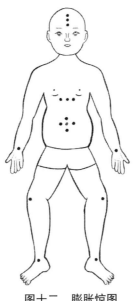

图十二　膨胀惊图

鲫鱼惊：因寒受风，痰涌结。吼气不绝、口吐白沫、四肢舞、眼白。用灯火煅虎口各一燋、囟门四燋、口角上下四燋、心演内一燋、脐下一燋。

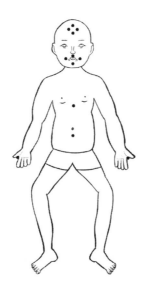

图十三　鲫鱼惊图

夜啼惊：又名"肚胀惊"。肚上青筋、腹胀如鼓、哭声大叫、一哭一死、手足热

101

跳。用生姜、潮粉、桃皮、食盐推；灯火煅眉心一燋、太阳各一燋、囟门四燋、喉下一燋、平心三燋。

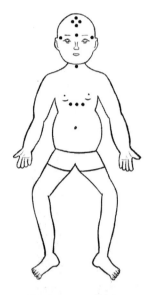

图十四　夜啼惊图

脐风惊：多在三朝、一七内发，五脏冷寒。肚腹作胀、两口角起黄丹，口内、心演有白泡疮。挑破出血，用灯火煅颥门四燋、喉下一燋、心平三燋。

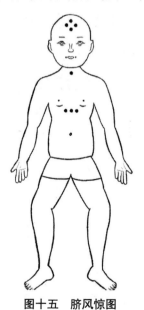

图十五　脐风惊图

挽弓惊：因饮食或冷或热，伤脾胃，失调理，冷痰涌于肺经。四肢向后仰上、哭不出声、两眼密闭，如挽弓之状。灯火煅青筋缝上七燋、喉下三燋、绕脐四燋、鱼肚一燋。

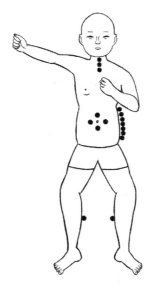

图十六　挽弓惊图

胎惊：因孕母食荤毒之物，受劳郁之气，落地或硬或软、眼不开、如哑子形，是母腹中受胎毒也。煅背脊青筋缝七燋、顶上三燋、喉下三燋、绕脐四燋、涌泉各一燋。

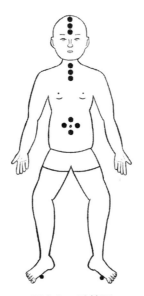

图十七　胎惊图

乌鸦惊：因乳哺被吓，或吃冷物，伤荣卫。大叫一声一死、眼闭、一掣一跳、闻响即唬，心经有热。用老鸦蒜烧过，车前草擂水服。灯火煅囟门、口角各四燋，肩井、肘肘、手掌各一燋，心演、鼻梁、鞋带一燋。

一方，老鸦蒜烧为末，心窝擦之。

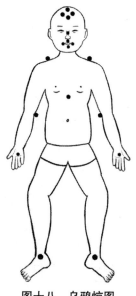

图十八　乌鸦惊图

乌缩惊：因食生冷太过，或迎风食乳，血经变成沙，行遍身。四肢黑、肚上青筋过脐①、腹胀、唇黑。内有寒，主吐泻。用灯火煅青筋缝上七燋，立效。

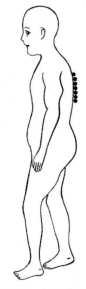

图十九　乌缩惊图

月家惊：因母当风睡卧，或月内受风，痰涌心口。落地眼红、撮口、捏拳、头

---

① "脐"，原本作"脸"。江静波校订本同。据文义改。

偏左右、哭不出声、肚腹青筋、气急。灯火煅胸前七燋、绕脐四燋、青筋缝上七燋、百劳穴二燋。

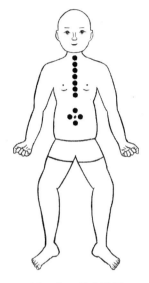

图二十　月家惊图

天吊惊：因母与之风处，乳食所伤，风痰经于胃口。头后仰、脚后伸、手后撑、眼翻白向上。灯火[1]囟门四燋、肩井二燋、总筋鞋带各一燋、喉下二燋、绕脐四燋。用鹅一只，扎在伞下，扎住鹅嘴，取涎饮之，效。

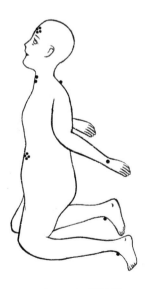

图二十一　天吊惊图

---

[1]　"灯火"，江静波校订本此二字下有"煅"字。

肚痛惊：因生冷过多，乳食所伤，脏腑大寒。身软弱、口角白、眼翻、四肢冷、腹内痛、身发颤。用灯火煅肚脐四围四燋。

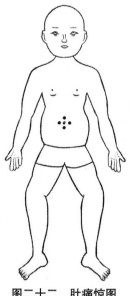

图二十二　肚痛惊图

看地惊：因乳食受伤，夜眠受惊，饮食冷热不调。两眼看地、一惊便死，手捏拳、头垂不起、口歪、咬牙。用灯火煅喉下三燋、囟门四燋、绕脐四燋。

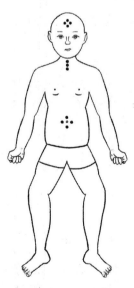

图二十三　看地惊图

潮热惊[①]：因失饥、伤饱、饮食不纳，脾胃虚弱，遍身潮热，脚向后乱舞。用灯

_____

① "潮热惊"，按原本脱"潮热惊"以下各节，据江静波校订本补。

106

火煅手上螺狮骨一燋、虎口一燋、绕脐四燋。

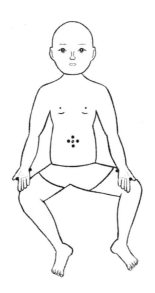

图二十四　潮热惊图

蛇丝惊：因食无度，口拉舌、四肢冷；口噙母乳、一喷一口青烟；肚上青筋起、气急。用灯火煅胸前六燋。小便头上掐之，用蛇蜕四足缠之，便好。

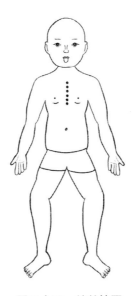

图二十五　蛇丝惊图

马蹄惊：因与荤毒之物食之，热干脾胃，头向上、四肢乱舞，如马举蹄。天心穴掐之、心经掐之，用灯火煅两掌心并肩井各一燋、喉下三燋、脐下一燋。

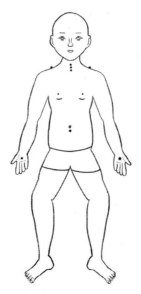

图二十六　马蹄惊图

鹰爪惊：因乳食受惊，夜眠受吓，手抓人衣、仰上、哭声大叫、身体寒战、捏拳、手爪往下、口向上，肺经有热。灯火煅头顶、眉心、两太阳、掌心、心演、涌泉、大敦穴各一燋，绕脐一转。

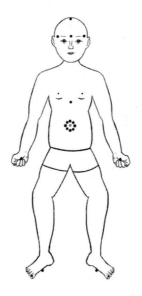

图二十七　鹰爪惊图

水泻惊：因寒热不调，肚中响而作痛、两眼白、口唇白、身体软弱。用灯火煅眉心一燋、心演一燋、总筋各一燋、一窝风各一燋、鞋带穴各一燋。颊车穴各一针。

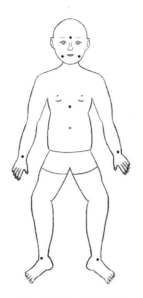

图二十八　水泻惊图

撒手惊：双手袒下，一撒即死，咬牙、口歪、手足掣跳。用灯火煅总筋各一燋、一窝风各一燋。

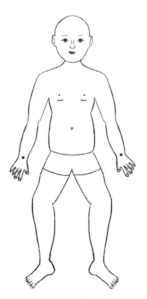

图二十九　撒手惊图

内吊惊：因食感寒，咬牙、寒战、眼向内翻、人事昏沉、掐不知疼。用灯火煅囟门四燋、心演内一燋、两手总筋各一燋。

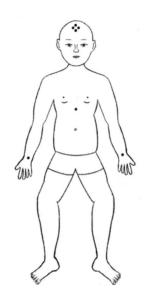

图三十　内吊惊图

迷魂惊：昏沉不知人事，咬牙一死。先掐眉心、鼻梁下，后用灯火煅心演内一燋、鞋带穴一燋、总筋各一燋。

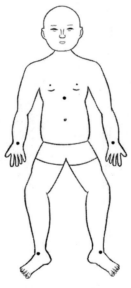

图三十一　迷魂惊图

补遗脐风论

夫小儿惊症，而脐风最酷，诚为可畏。其候：锁喉、撮口，俗云"荷包风"，十无一生。原因风湿所伤，或因尿在衣内，遂袭成风。又因三五日脐落之后，频与之浴，水入脐内，变作盘肠痧气作痛。近时论云：皆由临盆之时，产母立高，小儿落地，胞尚未来，脐带吊动肚皮脂膜，以致血脉沸腾，急胀如鼓，风痰潮作；更袭外风而撮口、锁喉、噤风之症作矣。用细辛为末，或用乌梅蘸擦牙关，吐涎便愈。详看肚脐四围，有紫黑筋形，用小针挑出紫黑血，愈。用面作饼子，贴脐中央，艾火灸三四壮。又法：用灯火烧脐断，妙。又法：看口内喉演有白泡疮如豆大，挑破出血，效。

刺 泡 法

小儿初生下即死，看儿口中前腭上有泡，名曰"悬痈"。以手指掐破，用帛拭净，即活。若血入喉，即死。

回 气 法[①]

初生气欲绝，不能啼者，必是难产，或冒寒所致。急以棉絮包裹，抱怀中，未可断脐带，且将包衣置炭火中烧；仍作大纸条，蘸清油点着，于脐带上往燎之。儿得火气，由脐入腹；更以热醋汤洗带，须臾即回。啼叫如常，方可洗浴断脐。

通 便 法

初生下，大小便不通，腹胀欲绝者，急令其母以温水漱口，吸咂儿胸、背、心

---

① "法"，原本作"歌"。据江静波校订本改。

并脐，两手、两足四心，共七处。凡三五次，以红赤为度。须臾即通，不然无生意。

贴 囟 法

治初生时，被风吹，鼻塞，服药不退。用南星为末，生姜自然汁调成饼，贴囟上，自愈。

治初生下，遍身无皮，但是细肉。宜速用白早米粉干扑，候皮生，乃止。

治小儿初生，遍身如鱼泡，或如水晶，碎则成水。用密陀僧，研极细末掺；仍服苏合香丸。

治七日肾缩，乃初生受寒所致。硫黄、茱萸等分，为末；研大蒜，调涂其腹。仍以蛇床子微炒，火烧、烟熏。

卷二

病 机 纂 要

尝谓脏腑病因，数变莫测。暑湿风寒易辨，经络虚实先明。心主惊而肝主风，脾主困而肺主喘。肾水为脏，专主于虚。肝实，则两目直视、大叫、呵欠、项急、烦闷，泻青丸须宜早啜；肝虚，则咬牙、多欠，气热外生，气温内生，地黄丸犹所堪裁。叫哭、发热、饮水、搐，降君火，导赤泻心；困卧、悸动、体不安，补心脾，粉红丸子。脾实，困睡、身热、引饮水，泻黄散可服；土虚，吐泻、生风，异功散、益黄散堪尝。肺实，闷乱、喘促，有饮水、不饮水之分，功成于泻白；金虚，气硬、唇白，有色泽、色不泽之别，效奏于阿胶。肾本虚而无实，目无光而畏明。额解颅而面㿠白，地黄丸而补肾虚。大都筋脉统属于肝，热盛，则直视有准；风生，则连札无疑。风热相攻，反张而痉；百日内发，是曰"胎惊"。真惊三发则死，假惊何用求神？或起于风寒跌扑，或由于鸡犬声闻。惊分急慢，症别阴阳。急者活而慢者危，急宜凉而慢宜补。抱龙丸、镇惊丸，总在滚痰；保生丹、醒脾饮，尤尊至宝。

咳嗽何因，风寒痰火。有声无痰兮，肺被火炎；有痰无声兮，脾遭湿挠。春作气升夏火炎，秋从湿热冬寒滞。痰臭结痈在肺，午后嗽作；阴虚久嗽龟胸，须知莫治。百合丹、款花膏，专除久嗽；参苏饮、豁痰汤，更治风寒。夏伤暑而秋作疟，食生冷而结痰。涎气、正气交攻；阴分、阳分各别。一日一发在阳分，可行截法；间一日发在阴分，养正而痊。

痢多滞下，有赤有白。物积内而气滞中，白干气而赤干血。绿如菜色，良由风湿之因；黄而带赤，盖是热积所致。瘀渗兜涩莫试，通因通用为宜。呕吐因过饱冲寒，痰火并胃虚所致。烦渴，挟暑；肢冷，中寒。月里婴儿吐乳，却缘何故？哭声未定乳之，气逆上行。大都正胃、调脾，治法降痰、下气。霍乱吐泻并作，转筋入腹；日热夜寒互激，邪正难分。转筋者，风生肝木；大泻者，脾受湿侵。吐乃火炎心上,阴阳二①气相承。暑湿、霍乱②,为当寒兮③,姜附可称。小儿泄泻,食积之因。水泻皆缘湿盛,完谷盖是脾虚。数至圊而便无粪,泄名"大瘕泄";不泄而或多矢气,湿滞痰凝。五苓散效如奔马,导滞汤速若驱霆。

疳之得名,过食肥甘。白膜遮睛、发穗、毛干、生癣疥;青筋绕肚、吃泥、泻痢、脱肛门。身寒身热,或吐或喘。吃茶叶,虫居心上;啮炊炭,虫食肝经。肾则吃盐、面地;胆则喜醋、贪酸。虫若归脾,好吃土而并生米;上行啮肺,喜咬布以及衣裳。长虫、寸白及蛔虫,此因宿食居脾胃。芜荑、贯众,杀虫圣药;肥儿、脱甲,疳积仙方。惊痰、乳食;作块而疼;惊癖、痰凝,当心作痛;痰癖、多啼,心上下痛。壮热疳癖,身痛兼羸④。右胁块如掌迹,腑癖不动不迁移;两胁疼似杖形,食疼而⑤来往冲心。除惊痰,滚痰为上;疗积食,消导居先。惊积:夜啼、溺黄、粪青;风积:目青、露白、壮热。乳积:面黄⑥、乳罢哭而吐乳;疳积:身黄、肚胀数为更衣。惊要镇心,食须消导。

热症故有多般,要识阴阳虚实。壮热、不言、面赤,心经独受风邪。气热伤肺,湿热伤脾。参详外感内伤,亦有似疟非疟。身热、恶热、尤饮水,总属内邪;身热、恶寒、不饮水,皆为表症。身热、头疼、恶寒、无汗,是伤寒;头疼、身热、有汗、恶风,为风邪。阴虚日轻夜重,血上追寻;阳虚日重夜轻,气中调理。阴虚阳盛,啮冰雪尚不知寒;阴盛阳虚,啜沸汤尤为不热。风寒表散,食积下平。

虚宜补而实可泻,痰须豁而热自清。汗本于心,内血外液。自汗盖属阳虚,盗汗却缘阴竭。黄芪六一散,能令汗自灭。咽喉肿痛,潮起风痰;双单乳鹅,疰腮、喉痹。急慢缠喉、锁口,风痰火热相煎。腹痛因寒,亦多火热。手不可近为实,按之痛止为虚。无休无歇为寒,时痛时止为热。绞肠痧痛则口唇青黑,手足青冷则危笃难医。当胸却是心疼,膈下积居胃脘。小腹寒疼,当脐食积。膀胱虚冷无约制,故令睡里遗尿;小肠心热入膀胱,小便因而赤涩。溺闭、腹痛,名曰"盘肠";小便溺血,古称"风闭"。曰"便浊",曰"癃闭",疳火热而客下焦;曰"鸡灯"、曰"砂痋",

①"二",原本作"三"。江静波校订本同。据文义改。
②"乱",原本作"冷"。江静波校订本同。据文义改。
③"兮",原本作"分"。据江静波校订本改。
④"身痛兼羸",江静波校订本作"身痛热羸瘦"五字。
⑤"而",江静波校订本作"两胁"二字。
⑥"黄",江静波校订本作"青"。

阴囊肿而溺沙石。欲解斯危，清心、导赤。水肿之原，土亏水泛；气化失度，溢^①于皮肤。先喘先喘后胀，起于肺，先清金，而后利水先胀先胀后喘，起于脾，先利水，而后清金当分，阳肿烦渴、溺赤阴肿不渴、溺白各别。腰上肿，发汗可散；腰下肿，利水可痊。疹子之因，天行热毒。泄泻、烦呕、昏闷；足冷、脉洪、咳嗽。轻则发为疹子，重则变作斑烂。锦纹尚可，黑斑死形。赤瘤、丹毒朵朵、类若红霞；身热、肿痛昏昏、目闭头低。颈上起，过胸则死；足上生，过肾难医。杂症剧烦，略举其要。庶后学知揭其提纲，而辟其遁谬。

寒门总括歌

百日胎寒与脏寒，中寒内㿗疝同看；

停伤食积留中脘，吐泻频啼呃乳干；

小腹痛攻心与胃，虚膨满闷两眉攒；

吐涎面白啼声细，寒战唇青手足拳；

吐出不消纯下白，四肢厥逆夜滋煎；

如斯以上皆寒症，万勿因循变病端；

汤则理中加减用，或投七服七香丸；

若能依此为施治，起死回生是不难。

小七香丸

此乃总要之剂，能治小儿诸寒之病。其药皆温暖之剂，有益于脾胃者，故皆可服之。

香附　缩砂　益智　陈皮　蓬术俱炒用　丁皮　甘松

为细末，姜汁糊丸，如黍米大。

理中汤

治胃寒呕吐、心腹绞痛、一切寒症。

人参　白术　干姜煨　甘草炙

加姜、枣，水煎。

---

① "溢"，原本作"清"。江静波校订本同。据文义改。

凡治脏寒，手足拳曲、脸面青白、肠鸣、口冷、声细、寒战，或口噤、不乳，加木香、肉桂、芍药煨。

凡中寒，腹痛、疝气者，痛从小腹引至心、胃。口吐清水、面色青白、手足厥冷者，加吴茱萸、小茴香、川楝、青皮、枳壳。

凡寒吐泻者，乳片不消、多吐少出、泻痢青白、小腹作痛者，加木香、半夏；吐甚者，加丁香。

凡脾胃受寒，饮食虽少，用即作饱，不易消化，加丁香、山楂。

凡寒，腹胀大、虚膨、青筋、内痛、喜食热物，加大腹皮、槟榔、木香。

凡奔豚、疝气，乃肾气之积寒，自小腹下有物如笔管，升上即痛，加泽泻、良姜、青皮、木香。

凡呃乳者，口角垂涎、乳食不消化，加枳壳、藿香。

凡寒疝，夜啼、更尽则复卧，哭多、睡少，天明则已。腰曲、额汗、眼中无泪、面色青白，渐入盘肠，加茱萸、茴香。

凡盘肠内瘸者，身曲、躯偻、气不舒畅，加缩砂、吴茱萸、没药、木香、葱白同煎。

热门总括歌

小儿生下胎受热，目秘胞浮大便结；
湿热熏蒸遍体黄，小便淋漓或见血；
满口或疳或赤游，发喘咽痛重木舌；
胎毒疮疡痛莫言，多啼不乳呻吟竭；
诸症皆由壅热为，大连翘饮不虚设；
三黄化毒丹可兼，顿命慈母生欢悦。

三黄丸

上焦、中焦蕴热之症，并宜服之。

大黄　黄芩　黄连

为末，水丸。灯芯汤下。

五福化毒丹

治小儿胎热、蕴热、胎毒、口疮。

玄参　桔梗各五钱　人参　青黛各一钱　赤茯苓　马牙硝各二钱。另研　甘草二钱　麝香三分

以上八味，各为末，蜜丸，如芡实大。每服一丸，薄荷汤下。

大连翘饮

治三焦积热，大小便不利、目赤、目肿、丹毒、口疮、重舌、木舌、咽痛、疮疡、蕴热等症，并皆服之。

连翘　瞿麦　滑石　牛蒡　车前　木通　山栀　当归　防风　黄芩　荆芥　柴胡　赤芍　甘草　蝉蜕

水煎服。

有加减法，如下：

胎热者，加地黄。胎黄者，加茵陈。目赤，加黄连、羌活。小便涩者，加猪苓。大便秘者，加大黄、枳壳。大便血者，加地榆、槐角、枳壳。小便血者，加石莲、麦门冬、生地。丹毒遍体，加黄连、犀角。胎毒、疮疡，加升麻、当归梢。发颐，加羌活、白芷。咽痛，加桔梗、薄荷。重舌、木舌，加黄连、犀角、朴硝。弄舌、脾热，加石膏。

急　惊　歌

热甚生风作急惊，卒然目札有痰鸣；

面青脸赤频牵引，实热凉惊与利惊；

金箔镇心羌活散，稀涎更下滚痰轻；

搐而不已头多汗，生死还期自晓明。

慢 惊 歌

过服寒凉大病余，或因吐泻久成之；
脾虚胃弱风邪入，眼慢腾腾搐四肢；
面色白青身厥冷，痰涎额汗露睛微^①；
或兼下痢终难治，药用温脾与补脾。

胎 惊 歌

壮热腮红心不宁，四肢抽掣又痰生；
时时呕吐身僵直^②，半岁不由胎受惊；
又有^③项间生大块，此名惊风积而成；
消痰清热先须理，定魄安魂用镇惊。

天 吊 惊 歌

天瘹原由积热生，涎潮心络又多惊；
双眸翻上唇多燥，项强痰鸣手爪青。

脐风撮口惊歌

小儿脐风名不一，胎风锁肚吊肠疾；

---

① "睛微"，原本作"微睛"二字。据江静波校订本乙转。
② "直"，原本作"有"。据江静波校订本改。
③ "有"，江静波校订本作"或"。

更有卵疝共五般，皆由湿热风相击；

口吐白沫手足冷，唇白紫黑气促极；

腹大青筋啼哭多，撮口不乳四肢直；

药用宣利使气通，珍珠夺命皆当急。

禁 口 惊 歌

禁风口噤不能啼，胎中热毒入心脾；

眼开舌间如粟粒，不能吮乳受羁迷。

脾 风 惊 歌

脾风之候面额青，舌短头低又露睛；

睡里摇头频吐舌，呕腥口噤咬牙龈；

手足搐而兼冷厥，十中九死没痊平；

身冷身温脉沉细，醒脾一服见安宁。

发 搐 症 歌

发搐令人最[1]可惊，左视无声右有声；

女右无声搐左有，阴阳故尔两相承；

五脏虚实观前赋，退热除痰自有精。

---

① "最"，江静波校订本作"甚"。

盘 肠 惊 歌

盘肠气痛腰背曲，干啼额汗冷双足；

多因生下感风寒，降气沉香为可服。

内 吊 惊 歌

内吊腹痛多啼哭，唇青囊肿体伛偻；

反张眼有红筋起，寒结胎中更积惊。

凡治诸惊，先要行痰。一见牙关口噤，先将稀涎散用白汤调一二匙，灌服。如口噤不能下咽者，即从鼻管中灌入。牙关稍舒，即以鹅翎蘸姜汁，频探喉，得吐风痰；随进滚痰丸使其痰下降，然后用四磨汤行其气。气行，则痰亦行。稍得苏醒，以金箔镇心丸、抱龙丸次第与服。如痰盛不得吐，用姜汁、竹沥三四匙，灌之。又以搐鼻散，捻纸条，蘸药取嚏。依法而行，如不嚏，或啼声不出、口噤不食^①、额汗如珠、遗尿、喷药者，决不可治也。

抱龙丸、滚痰丸

二方见前。

金箔镇心丸

此方药性中和，能截风、定搐、化痰、镇心、安神。急慢惊风、慢脾、胎惊、天吊，皆治之。

雄黄五钱　朱砂三钱　天竺黄五钱　胆星一两　茯苓五钱　防风三钱　白附三钱　牛黄一钱,另研　真麝香一钱,另研　山药三钱　蝉蜕十四个　全蝎十四个,去土^②　片脑三分　金箔五十片　僵蚕二十条,炒去丝

———
① "食"，江静波校订本作"开"。
② "去土"，原本脱。据江静波校订本补。

为末，大米糊为丸，金箔为衣。

稀涎散

痰壅咽喉，牙关紧闭，用此开之。

猪牙皂角　明矾

如要吐，加瓜蒂等分。

为末。每服一匙，白汤灌下。

搐鼻散

半夏　细辛各二钱　荆芥七分　牙皂三钱　麝香一分

上为末，用纸条蘸药取嚏，为效。

四磨汤

能行气、行痰。

槟榔　木香　枳壳　乌药

上四味，不切，但用姜汤水磨服。

人参羌活散

截风、定搐、豁痰、安神。

柴胡　独活　天麻　前胡　人参　甘草　地骨皮　川芎　枳壳　茯神　羌活 桔梗　陈皮　防风　僵蚕　蝉蜕

加姜汁、竹沥，煎。

凡痰盛，加南星。泻者，加诃子、泽泻。大便结，加皂角。昏迷不醒，加黄连。壮热，加黄芩。嗽，加杏仁。天瘹，加钩藤。心悸，加当归。目连眶瞤动，乃肝风盛也，加青皮、黄连。胸膈不宽，加枳实。

醒脾饮

治慢惊、慢脾风。

人参　白术　茯苓　厚朴　橘红　甘草　半夏　藿香　天麻　木香　干姜 莲肉

加姜、枣、陈米百粒，同煎。

言语不出者，加石菖蒲。泻者，加诃子。浑身[①]厥冷，加附子。搐者，加全蝎、

---

① "浑身"，江静波校订本作"四肢"二字。

蝉蜕。

珍珠丸

治惊风、撮口。一日一丸。至七日，用七丸。

南星炮　天麻　白附二钱，炒　腻粉五分　巴霜一匙　芜荑　滑石　全蝎面炒。各二钱半

上为末，糊丸，麻子大。薄荷汤送下。

夺命散

赤脚蜈蚣一条，去头、足，炙焦　麝香少许

为末，猪乳调服。

保命丹

治胎惊、内瘹、肚腹紧硬、睡卧不安、多啼、一切风痰。

全蝎十四个，去毒　防风二钱　僵蚕去丝　天麻各二钱　南星炮①　白附子　麝香五分　金箔十片　蝉蜕　朱砂各一钱

热症，加牛黄、脑子、硼砂。

上为末，米糊丸，每如两作四十丸。

乳香丸

治惊风、内吊、腹痛、多啼。

乳香五分　没药　沉香各一钱　蝎梢十四个　鸡心槟榔一钱五分

上为末，炼蜜丸，如梧桐子大。每服二丸，菖蒲、钩藤汤调下。

当归散

治小儿夜啼，脏寒而腹痛也。面青、手冷、不吮乳是也。宜此方。

当归去节　白芍药　人参各一钱半　甘草炙　桔梗　橘皮各一钱半，去白

上为末。水煎半盏，时时少与服。又有热痛，亦啼叫不止，夜发，面赤、唇焦、小便黄赤，与三黄丸，人参汤下。

沉香降气汤

滞气、胸膈痞塞、心腹胀满、喘促短气、干哕、烦满、咳嗽、痰涎。

---

① "炮"，原本作"泡"。江静波校订本同。据文义改。

香附子一两半，炒，去毛　沉香一钱　砂仁三钱　甘草七钱半

上为末。每服一钱，入盐少许，沸汤点之。清晨雾露，空心服之。去邪恶气，使无瘴疫。

至宝丹

治诸痫、急惊、心热、客忤、烦躁、风涎、搐搦。

生犀屑　生玳瑁屑　琥珀研细，水飞　雄黄研，水飞。各一两　金箔五十片，半为衣　银箔五十片　片脑研　麝香各一钱。研细　牛黄半两，研　安息香一两半，为末。以无灰酒滤去砂石，约取一两，慢火熬成膏

上生犀屑、玳瑁，捣为细末，研入诸药，令匀。将安息香膏汤煮过，和搜为剂。如干，即入熟蜜，磁器中旋化为丸，如梧桐子大。每服二丸，人参汤下。

急慢惊风不治歌

惊风睛定要推求，口噤声焦脉数忧；

眼合不开并窜睖，面绯面黑手难收；

口张吐沫气粗大，发直摇头汗不流；

齁䶎喉鸣鼻端冷，遗尿泻血并皆休。

惊痫症歌

牛马猪羊鸡五痫，须识惊风食与痰；

角弓反张目直视，目瞪吐沫闭牙关；

五形五脏须分晓，牛黄丸可取风痰。

五色丸

朱砂另研　珍珠末各五钱　水银二钱半。一[①]作二两　雄黄一两，一作三两　黑铅二两，同水熬。按：用黑铅二两，水银当作二两者为是，无疑矣

[①] "一"，原本脱。江静波校订本同。据文义补。

上炼蜜丸，如麻子大。每服三四丸，煎金银、薄荷汤下。

细辛大黄汤

治风痫、内热。

天麻　防风各半两　细辛　大黄焙　川芎各二钱半　甘草炙，一钱半

上锉散，每服一钱，入犀角少许，煎服。

牛黄丸

治风痫迷闷、搐掣、涎潮。

牛胆南星　全蝎四个　蝉蜕各二钱半　防风　白附子　天麻　直僵蚕炒。各钱半　麝香

上为末。以煮枣肉瓤、水银五分，入药，为丸绿豆大。每服二丸，荆芥、生姜汤下。

七宝镇心丸

治惊痫、心热。

远志肉姜汁焙　雄黄　铁粉　琥珀　朱砂各一钱　金银箔二十片　麝香少许

上为末，枣肉丸，梧桐大。每服一丸，麦门冬煎汤下。

伤寒门总括歌

伤寒六脉皆浮紧，虎口三关纹紫红；

发热恶寒腰脊强，头疼吐逆闷烦攻；

夹惊卧睡时惊掣，夹食馊酸噎气充；

无汗必须微解散，太阳莫使过经凶。

治法：用抱龙丸。春用参苏饮二方俱见前。

十神汤

治感伤寒。

川芎　白芷　麻黄　陈皮　紫苏　香附　升麻　干葛　芍药　甘草

加姜、枣，煎服。

有汗，去麻黄。热盛，加黄芩。咳嗽，加半夏、杏仁。咽痛，加桔梗。发谵，加柴胡、黄芩。泄泻，加诃子、木香。吐逆，加姜汁、半夏。项痛，加羌活、藁本。里热甚，则大便燥结，加大黄。大便结，加枳实。便血，加桃仁。

伤风门总括歌

伤风贪睡面青黄，呵欠频频热似汤；
口吐气来浑似火，鼻流清涕嗽生痰；
法当解表消痰嗽，加减参苏饮正当；
便用抱龙兼锭子，霎时云散日回光。

咳　嗽　歌

咳嗽皆因风入肺，重则喘急热不退；
肺伤于寒嗽多痰，伤于热者气壅滞；
寒宜发散热则清，实当泻胃虚补肺；
嗽而不已便成痫，痰盛不已惊风至；
眼眶紫黑如伤损，嗽而有血难调治；
疏风豁痰补泻明，款花膏子妙通神。

辰砂抱龙丸

此剂乃利惊、疏风、豁痰、清热、中和之药，为活幼之首方也。专治急慢惊风、脾风、伤寒、伤风、咳嗽生痰、喘急、昏沉、发热、鼻流清涕，或吐泻、风暑、十种热症、睡中悸掣、痧疹、斑疮、胎风、胎惊、胎热。百病皆治。

天竺黄四钱，须要嫩白者佳　牛胆星一两　雄黄秋冬三钱，余减半　麝香三分，痘疹中不用　天麻五钱　防风三钱　甘草二钱上为末^①，蜜丸，芡实大。雪水糊丸尤佳。姜汤，或薄荷汤下。

保生锭子

治急慢惊风、痰涎壅盛、搐搦。

胆星　白附子泡　辰砂水飞。各一两^②　麝香二钱，另研　天麻泡　防风　全蝎去尖
羌活各五钱　蛇含石煅七^③次，水飞，四两　金箔十二^④片，为衣

为末，大米糊作成锭。每服半锭，薄荷汤下。

定喘紫金丹

此方专治喘嗽气急之症。药有大毒，量情用之可也。

淡豆豉一两　人言一钱

将豆豉浸四五日，已软，研烂，和人言为丸，绿豆大。每岁一丸，临卧，冷茶
送下。

疏风化痰丸

治小儿风痰咳嗽、惊热及喘。

半夏一两，炮　南星二两，姜制　白附子一两　明矾五钱

上为末，大米糊为丸，黍米、滑石或辰砂为衣。

礞石滚痰丸

此方非独治痰有功，利积尤妙。但脾虚者勿用。

青礞石　大黄酒蒸，两半　黄连两半　沉香五钱

上为末，水丸，黍米大。每二三十丸，白汤下。

加味参苏饮

治寻常外感，并痧疹前后，悉用。

人参　紫苏　柴胡　陈皮　甘草　枳壳　前胡　白芷　半夏　桔梗　干葛　茯
苓　青皮

加姜、葱，煎服。

---

① "上为末"，江静波校订本此三字前有"朱砂四钱，一半为衣用"九字及"痘疹时行，加天花粉四钱"
　十字。
② "两"，江静波校订本作"钱"。
③ "七"，江静波校订本作"四"。
④ "二"，江静波校订本作"三"。

本方用参，亦当量情。病者体虚、胃寒则用，余症去之。肺热咽①不利者，加②黄芩。初起，发热、痘疹者，加升麻。痰盛者，加南星、竹沥。壮热者，加黄芩。风盛似欲发搐者，加防风、天麻。项背拘急，加独活。头痛，加川芎、细辛。鼻塞，加细辛、白芷。初嗽，加麻黄、杏仁。痰壅热盛，加桑皮、葶苈。久嗽，加杏仁、五味、贝母。肺虚，唇白而嗽，不能接气者，加人参、阿胶、糯米。初时感冒欲冷，取汗发散者，加麻黄、苍术。春冬感冒风寒而甚者，倍加羌活。风寒已经发散，惟热不愈者，另用小柴胡汤，除③去本方。

豁痰汤

治感冒，或惊风痰盛者，用之。

南星　半夏　橘红　紫苏　黄芩　枳壳　前胡　桔梗　杏仁

加姜汁、竹沥，煎服。

风痰吐涎，加防风。食积、痰滞④、面黄、少食，或多食即饥，皆胃热而化为痰，吐出黄色而稠粘者，加神曲、麦芽、山楂。热痰，是一向热而不已，肺受其热，则吐出成块者，加山栀子、天花粉。结痰，加瓜蒌仁。湿痰，加白术。寒痰，喘而嗽者，加麻黄、干姜。

款花膏

治痰嗽，久而不止者，如神。

款花　茯苓　杏仁　桑皮　五味　贝母　紫苏　乌梅各等分。蒸过，舂烂、取肉，研，和前药末，加干姜，共为末

蜜丸，姜汤煎服。

天麻五钱　山药二两　桑皮六钱　麻黄五钱　杏仁二两　阿胶五钱　款花三两　乌梅肉三两　粟壳一两，去筋蒂

如前丸服。

---

① "咽"，原本作"因"。江静波校订本同。据文义改。

② "加"，原本脱。江静波校订本同。据下文体例补。

③ "除"，江静波校订本无。

④ "滞"，原本脱。江静波校订本同。据文义补。

斑疹门总括歌

疹如麻子斑如锦，水痘如珠赤痘红；

四症总因风与热，各分调理莫相同。

加减四味升麻汤

此升发之剂，但宜一二服，则当止。多用，则过表。

升麻　葛根　芍药　甘草　防风　桔梗　紫苏　苍术　陈皮　枳壳　柴胡

姜、枣引。

水痘、赤痘，即此一服，不用加减。疹热不退，加玄参。呕吐，加藿香。泻甚者，去苍术、枳壳，加诃子、肉果。咳嗽有痰，加半夏、桑白皮、杏仁、五味子。泻痢后，内虚，加茯苓、白术。腹痛，加苍术。鼻衄，加茅花、生地。谵语，加黄芩。

伤寒斑疹不治歌

病人目陷口开张，身臭唇青命不长；

更看人中反向上，爪甲青黑命将亡。

口中冷气出无归，斑黑昏沉不透肌；

发直毛焦兼喘急，汗如珠子定难医。

吐泻门总括歌

小儿吐泻何以分？伤食冷热风所因；

肚热脚冷不饮食，日晡潮热往来生；

面黄腹痛馊酸吐，泻而不化兼臭腥；

急须消导香棱剂，七香丸子效通灵；

冷吐乳片不消化，多吐少出泻痢清；

木香豆蔻还须服，五苓汤散服当轻。

夏月暑湿唇脸红，吐少出多泻如筒；

心烦口渴小便赤，不须加减多神功。

七香丸

治吐、消积、温胃。效。

方见前。

香棱丸

消积、温脾。

川楝　茴香　蓬术各一两。炒　木香　三棱　青皮各五钱　丁香一钱　枳壳面炒，

一两

上为末，醋糊丸，如绿豆大。每服一二十丸。

木香豆蔻丸

治吐泻。

诃子四两，煨　干姜三两，煨　木香五钱　豆蔻五钱

上为末，面糊为丸，如芡实大。夏月，减干姜，加白果、黄连。冬月，依本方。

加减五苓散

分理阴阳。

猪苓　泽泻　白术　茯苓　肉桂少许

姜、枣煎。

吐泻并作，加藿香、白术①、苍术。寒吐寒泻，则乳片不消、下利清白、腹疼，加煨干姜。腹痛，加煨白芍②。热吐热泻，则吐利黄水、泻下如筒，加炒黄连、芩。久泻，加诃子、肉果。久吐，加丁香。宿食不消、吐泻馊酸、腥臭，加楂子、神曲、麦芽、枳壳。伤食甚③者，加槟榔、草果。小便不利，加滑石、木通。吐泻久而成虚渴，加人参、麦门冬、天花粉。脾胃受湿，倍加白术、半夏。饮食不进，加益智、大腹皮。虚胀，加莱菔子、大腹皮。胃口作痛，加草果、豆蔻、木香、山楂。胸膈饱闷，

---

① "白术"，江静波校订本作"木香"二字。

② "煨白芍"，江静波校订本作"煨芍药"三字。

③ "甚"，江静波校订本无。

加枳实。饮食不消①，加枳实。生痰，去桂，加橘红。小便自利，去猪苓。夏月伤暑，加黄连、白扁豆。小腹痛，加盐炒茱萸。胃气不足，加人参、炒黄米②、煨芍药。

吐泻不治歌

唇红作泻肛如石，神脱口张浑不食；

汗流作喘腹常鸣，面色昏沉齿露黑；

脉洪身热吐蛔虫，鱼口鸦声并气急；

吐利不止常脱肛，吃下药物随时③出；

有药不投定归冥，良医一见须抛掷。

疟 疾 症 歌

小儿疟疾多因食，邪正交攻寒热逼；

截之太早反不良，初乃清脾饮消释；

次进截疟不二饮，神功一服如金石。

清脾饮

消导宿滞，和顺阴阳。

青皮　苍术　厚朴　陈皮　甘草　茯苓　半夏　柴胡　黄芩　草果　枳壳　川芎　香附

加紫苏④，姜、枣煎服。

截疟不二饮

槟榔　草果　知母　贝母　陈皮　枳壳　苍术　半夏　柴胡　常山　乌梅

上用水、酒各半，姜三片，煎半盏，露一宿。次日五更，温服。

---

① "饮食不消"，江静波校订本此四字下有"者"字。

② "炒黄米"，江静波校订本作"大黄"二字。

③ "时"，江静波校订本作"将"。

④ "加紫苏"，江静波校订本无此三字。

疟疾不治症歌

荏苒经旬疟不除，更加泻利闷如痴；

蒸蒸作热浑身瘦，肚大青筋鼻似煤；

饮食未尝沾口腹，囟门填陷项常垂；

生痰喘急时加嗽，纵有良工不可医。

痢门总括歌

向因积久多成痢，湿热肥甘滞所为；

或赤或黄或下白，要分气血属何之；

从前导气汤先用，次后香连养脏施；

噤口刮肠当介意，平调脏腑治须知。

导气汤

痢初①，先进此药，去其宿垢，然后调和脏腑。

槟榔　枳壳　黄连　甘草　芍药　厚朴　升麻　山楂　神曲

禀厚者，加大黄、芒硝。

上咬咀，姜三片，水煎，温服。

香连丸

宣黄连二两。用吴茱萸二两同炒，去吴茱萸不用　木香五②钱

上为末，神曲糊丸，如绿豆大。每服三十丸。

养脏汤

此药平调脏腑，去积，和中。

白术　厚朴　陈皮　茯苓　甘草　槟榔　枳壳　木香　黄连　川芎　芍药　莲

---

① "痢初"，江静波校订本作"痢疾初起"四字。

② "五"，江静波校订本作"三"。

肉　诃子

加姜、枣同煎。

红痢，加地榆、当归。白痢，加干姜。赤白相兼，加当归、干姜。纯血，加生地、当归、地榆、黄芩。腹痛，加乳香、没药。久痢，加粟壳蜜炙。噤口，加石莲、糯米。干呕，加藿香。发热，加柴胡、知母。元气下陷，加人参、柴胡。胸膈不宽^②，加砂仁。作渴，加麦门冬、五味子、天花粉。里急后重，加枳壳、木香。小便不利，加滑石、猪苓、泽泻。

痢疾不治歌

粪门如筒脉洪数，发热不食兼作渴；
泻下浑如烂鱼肠，豆汁屋水交相错；
汗出如油啼不休，肚腹疼痛阴囊缩；
或如痈脓鸡子臭，有药莫投修棺椁。

疳积门总括歌

心肺肝脾肾五疳，形容羸瘦发毛干；
四肢枯细尿如乳，肚大筋青饮食贪；
心症口干时燥热，虚惊面赤更心烦；
摇头揉目睛生膜，发直筋青热在肝；
咳嗽气粗多喘急，肺家洒淅热仍寒；
遍身疮疥形如鬼，足冷龈^③宜把肾参；
腹满气粗频泄利，脾虚偏爱土泥餐；
潮热骨蒸多盗汗，劳疳羸瘦面黄颜；

---

① "红"，江静波校订本作"赤"。
② "宽"，江静波校订本作"快"。
③ "龈"，原本作"断"。据江静波校订本改。

132

脊疳脊骨如刀锯，指背生疮可验看；

脑热囟高疳在脑，干疳干渴大便难；

热疳便涩身如火，泄利频频认作寒；

齿痒多啼唇口紫，蛔虫盘结胃肠间；

丁奚项小并胸陷，肉削尻高脐又翻；

哺露往来虚热甚，头开呕吐胃中关；

无辜脑项因生核，不破须知治疗难；

五疳消积肥儿剂，脱甲同投便见安。

五疳消积散

三棱　蓬术各一斤　神曲　麦芽　青皮　山楂　川楝　黑丑　槟榔各一①两　陈皮一斤　莱菔子四两

上为末，面糊为丸，如绿豆大。每服二三十丸，米汤下。

肥儿丸

胡黄连　芦荟　麦芽　芜荑各三②钱　使君子　宣黄连　木香　槟榔　肉果煨，去油。各五钱③　神曲　白术　茯苓各一两

续加秦艽、地骨皮、龙胆草各一两。胃弱者，加人参五钱。

上为末，醋糊、神曲为丸，芡实大。每服二十丸。

脱甲散

治骨蒸晡热、五疳羸瘦、夹惊、夹食、伤风、伤暑、伤积、大小便闭塞、伤寒发热、发渴④。

柴胡　当归　龙胆　白茯苓　人参　甘草　川芎　麻黄　知母

加连须葱白同煎。

上十味，知母、当归，顺正阴阳；人参、甘草，和脾益胃；柴胡、川芎，去寒邪；茯苓、胆草，止渴、生津；麻黄去节留根，功全表里。惊痫之症⑤，用之立见效。

---

① "一"，江静波校订本作"二"。

② "三"，江静波校订本作"二"。

③ "钱"，江静波校订本作"分"。

④ "发渴"，江静波校订本作"口渴"二字。其下并有"等症"二字。

⑤ "症"，江静波校订本作"候"。

疳积不治歌

疳极丁奚哺露时，腹膨脐突面黄羸；
吐虫泻臭头开解，鹤膝伶仃总莫医。

伤积总括歌

积因停滞在胸中，乳食虚惊气所钟；
腹痛面黄哺作热，尪羸烦渴泻流通；
饮食不化酸腥吐，复以滋煎两目红；
急用香棱消积剂，莫教日久致头空。

香棱丸、消积丸

二方俱见前。

加减流气饮①

治胸膈痞塞、气不升降、喘急不安、积聚沉滞、发热、不思饮食、噫气吞酸、或秘或利等症。

木香　枳实　蓬术　陈皮　青皮　槟榔　三棱　苍术　草果　大腹皮

大便闭，加大黄。身热，加柴胡。内热，加黄连。胃中作痛，加炒益智仁、草豆蔻。腹胀、小便不利，加桑皮、茶叶。呕吐，加藿香、半夏。伤冷积滞，加干姜、肉桂、砂仁。

---

① "加减流气饮"，此标题原本脱，正文文字亦残缺不全。据江静波校订本补。

脾胃门总括歌 [1]

脾属阴兮胃属阳，一身墙壁作中央；

土生万物须和畅，一有亏兮杂病干；

或吐或膨时泄泻，或烦或渴不加餐；

常吞助胃温脾药，生冷休贪便见安。

助胃膏

专治脾胃不正，或吐或泻、饮食少进、面黄、唇白、虚烦作渴之症。

木香　干姜　炙草各三钱　山药　莲肉去心　白术　茯苓各一两　肉果　诃子各四钱　神曲　麦芽各五钱　人参二钱　砂仁二钱　丁皮　白豆蔻各一钱

上为末，蜜丸，芡实大。

人参养胃汤

苍术　厚朴　陈皮　炙草　茯苓　半夏　芍药　人参　白术

加姜、黄米同煎。

呕吐，加藿香、木香。泻，加肉果、诃子。腹胀，加枳壳、大腹皮。不思饮食，加益智。

肿胀门总括歌

小儿肿胀脾家湿，脏腑气虚即成 [2] 极；

或因停积于胃中，或因疟痢虚而得；

疝气痞块或血虚，饮食饥饱皆为积；

医人审察盛与衰，分气补虚不可失；

有积当与渐消之，固本正标方是的；

---

[1] "脾胃门总括歌"，此节原本脱。据江静波校订本补。

[2] "成"，原本作"或"。江静波校订本同。据文义改。

阴囊无缝掌无纹，脐突如李面黧黑；

唇焦口燥脉不来，有药莫投徒用力。

分气饮

治四肢浮肿、气喘短急。

桔梗　茯苓　陈皮　桑皮　枳壳　大腹皮　草果　半夏　苏子　木通　木香

小便不利，加猪苓、泽泻。腹泻，加肉果。腹痛，加肉桂。胸膈吐逆，加砂仁。

上各加姜、枣、灯芯同煎。

补脾饮

治脾虚受湿，浮肿，及吐泻痢后，皆服之。

人参　白术　茯苓　厚朴　陈皮　甘草　木瓜　青皮　木香　干姜　砂仁　大腹皮

上咬咀，加姜、枣、灯芯同煎服。

自汗盗汗大汗症歌

小儿盗汗不须医，额汗至胸亦阳虚；

更有胸下当脐汗，此汗皆因脾胃虚；

伤寒疟疾皆将愈，汗分四症分明起；

蒸蒸振汗不战栗，若还战栗汗兼耳。

止汗散

治睡而自汗。

故蒲扇，火烧，存性，去火毒，研末。每服三钱，温酒下。

黄芪六一散

黄芪六钱　甘草一钱

上为细末，滚水下。

腹 痛 症 歌

腹痛多缘乳食积，邪气正气相交击；

挟寒挟热亦其因，面赤壮热知端的；

面青肢冷是因寒，清热温凉积消息。

消积丸

丁香九粒　砂仁十二个　巴豆去油，净

上为细末，面丸，如黍米大。每服二三丸，温水下。

四顺饮

治挟热腹痛。

赤芍药　当归　甘草　大黄各等分

欲利小便，用赤芍药。虚热，加甘草。下利，减大黄。冒①风邪，加去节麻黄。中风、体强、直眼上视，加独活。

水煎，温服。

七气汤

治气道壅塞、攻冲作痛。

半夏五两，制　人参　辣桂各二两　甘草　陈皮　香附

加干姜、生姜各三片，枣三枚，水煎服。

蛔 虫 痛 歌

小儿腹痛是虫攻，多食肥甘故长虫；

口涎吐沫兼清水，唇鼻人中黑气冲。

---

① "冒"，原本作"胃"。江静波校订本同。据文义改。

集效丸

治虫痛。

木香　鹤虱　槟榔　诃子煨　附子去皮脐　芜荑　干姜　大黄两半　乌梅二钱半

上为末，炼蜜为丸，陈皮、醋汤下。

一方

用鸡子炒白蜡，陈酒糊丸，服。

一方

用楝根白皮，二陈汤同煎服。

夜啼客忤惊歌

夜啼脏冷使之然，腹痛多啼作熬煎；

心经烦热小便赤，脸红舌白热之根；

客忤却缘神气嫩，外邪异物忤其前；

惊啼口吐青黄沫，瘛瘲如痴喘息牵。

火花膏

治夜啼、冷痛。

清油灯花七颗

涂乳上，令儿吮之。

碧霞散

治壮热、夜啼。

柏叶半斤[①]　南星　僵蚕　全蝎　郁金　雄黄各一钱

上为末。每服一钱，薄荷、蜜水调。

---

① "半斤"，江静波校订本作"半两"二字。

蒸 变 症 歌

小儿脏腑未全成，长养之时作变蒸；
变则气升蒸则热，八蒸十变便成人。

益气散

治变蒸、变热、气升。

木香　白术　人参　茯苓　防风　川芎

上咬咀，姜三片，艾二枚，水煎，温服。

惺惺散 见痘症方

治变蒸，发热，咳嗽。

解颅总括歌

肾经主髓脑为海，头缝开时肾气亏；
面多饥色睛多白，长而少笑瘦而赢；
须服地黄丸补肾，柏子三辛救此危。

地黄丸

见后方内。

柏子仁散

治头颅不合。

防风二两　柏仁一两

上为末，乳汁调涂。

三辛散

治脑角大，囟不合。

细辛　桂心各半两　干姜一钱

上为末，乳汁调涂囟上，干时再涂。面赤是效。

囟 陷 症 歌

小儿囟陷因何致？热渴引饮成泻痢；
积久因而气血虚，髓不能充有若是。

狗头骨散

治囟陷。

黄狗头骨，用火炙黄，为末，以鸡子清调敷。

地黄丸

见后方。

囟 填 症 歌

囟填之症囟门高，饥饱无常乳不调；
或寒或热乘脾胃，脏腑不和自汗浇；
气则上充填满起，囟肿如堆短发毛。

大连翘饮

见前。

柴胡散

治囟肿及伤寒表症。

石膏　黄芩　甘草　赤芍　葛根各二钱半　麻黄去节　柴胡五钱[①]

上咬咀，每服二钱，入生姜少许，葱三寸。

---

① "五钱"，江静波校订本作"半两"二字。

赤游风症歌

赤瘤丹毒从何起？只因热毒客腠理。

气血相抟发皮肤，缘母过食煎炒取。

烘衣未冷与之穿，赤肿游行至遍体。

白玉散

见后方。

防风^①散

防风五钱^②　朴硝　犀角　黄芩　黄芪　升麻各二钱半

上为末，竹叶汤下。

语 迟 症 歌

小儿长大不能言，在母胎中惊怖然；

邪气乘心舌无力，故令迟语受熬煎。

菖蒲丸

治心气不足、舌本无力、迟语。

石菖蒲　丹参各一钱　赤石脂三钱　人参去芦，五钱^③　天门冬去心，一钱^④

上为末，蜜丸，麻子大。滚水，食后服。或加黄连。

---

① "防风"，江静波校订本作"防己"二字。

② "防风五钱"，江静波校订本作"防己半两"四字。

③ "五钱"，江静波校订本作"半两"二字。

④ "一钱"，江静波校订本作"二钱"二字。

滞 颐 症 歌

口为脾窍液津兮，涎流出口滞于颐；

只为脾虚无约制，温脾温胃世间稀。

温脾丹

治滞颐。

半夏曲　丁香　木香各一两　干姜　白术　青皮　陈皮各五钱①

上为末，糊丸，如黍米大。每岁十丸，米汤下。

温胃散

治滞颐。

半夏　人参去芦　甘草　干姜　肉豆蔻　白术各五钱②　丁香一钱③

上为末。每服二钱，生姜煎水，食前服。

癞头疮症歌④

小儿出生癞头疮，满头邋遢出浓浆。

父母胎前恣情欲，致儿生下受灾殃。

通圣散

大黄酒炒，共为末，以酒拌，焙干。每服一钱，水煎服。以白炭烧红，淬入水中，乘热洗之。

脱蜕散

洗净敷上。

---

① "五钱"，江静波校订本作"半两"二字。
② "五钱"，江静波校订本作"半两"二字。
③ "一钱"，江静波校订本作"一两"二字。
④ "癞头疮症歌"，此五字原本脱。据江静波校订本补。

胡荽子　伏龙肝　乌龙尾　黄连　白矾

上为末，以麻油调敷，湿则干渗。

一抹散

松皮烧存性，二两　黄丹水飞，一两　白矾火枯，五钱　大黄三钱　轻粉四钱　白胶香水飞，倾石上，一两

上为末，香油搽。

一扫丹

以水洗净后，敷此药^①。

松香四两　麻油四两

上将青布捻成条，入松香于内，将麻油浸透，以器盛之，两头着火，滴油于器内，取搽，效。

丹溪治一小儿，二岁，满头生疮。一日，疮忽自陷，遂患痰喘，知其为胎毒也。询其母，孕时，多食辛热之物，遂以人参、连翘、黄连、甘草、陈皮、川芎、芍药、木通浓煎，入竹沥。服之，数日而安。

重舌、木舌、弄舌歌^②

心窍出舌而主血，脾之经络出于舌；

二经有热舌重生，弄舌单主脾家热；

木舌肿如猪舌同，心脾积热无差迭。

蒲黄散

治重舌。

竹沥调蒲黄末，敷之。

黄柏丹

黄柏不拘多少，用竹沥浸水，点之，效。

---

① "以水洗净后，敷此药"，此八字下至"奇方"一节，原本脱去。据江静波校订本补。又江静波校订本"敷"字下无"此"字。

② "歌"，江静波校订本脱。据文义补。

治木舌方

黄葵花研细，一两　黄丹五钱

上二味，为细末。点七次，无有不效。

独脑散

治舌肿满口。

用梅花脑子点舌，即消。

泻黄散 方见后

治弄舌。

水煎服。

鹅口、口疮、重腭歌

白屑满口如鹅口，热盛心脾发口疮；

胎毒熏蒸之所致，上腭悬痈着承浆；

此名"重腭"因脾热，急宜刺破免生灾。

泻心汤 方见前

用蜜水调服。

或用柏末敷，效。

或用白杨木，烧、沥，敷之。

调黄散

治白屑满口。

枯矾一钱　牙硝五钱　朱砂二钱

上为细末，每服一字。取鹅口涎调涂舌上，先以手指缠乱发拭垢净，然后敷药。效。

鹅口方

用地鸡擂水，涂之，效即砖下扁虫也。或用飞丹掺之。

辰砂七保散

治舌上生疮、壮热、伤风等症。

麻黄去节　白术　当归　大黄　赤芍　荆芥　前胡　生地　甘草各等分

上为末，用薄荷煎汤下。伤风发散，用生姜。惊，用辰砂。

牛黄散

治重腭。

玄精石一两　铅霜五钱　龙脑　朱砂　牛黄各二钱半

上为末。用针刺破出血，莫令入喉，盐水洗净，敷药。

龟胸龟背歌

肺经受热致龟胸，胸上高如龟脊同；
胀满攻于胸膈上，母食辛温热乳冲；
客风入脊成龟背，龟尿点脊有神功。

百合丹

治龟胸。

大黄　天门冬　杏仁去皮尖，另研　桑白皮　葶苈炒　百合　木通各等分

上为末。

泻白散

见后。

取龟尿法

以荷叶盛龟，用镜照之，尿自出。

行迟大法歌

小儿五百日当行，蒸变才周骨始全；
二三五岁尤难走，肝肾虚而骨不坚；

肾不扶肝筋力弱，五茄虎骨走天边。

五茄皮散

五茄皮散一加皮，二木瓜同牛膝宜；
米饮更浸些小酒，食前调服治行迟。

虎骨丸

虎骨丸中虎骨汤，桂芩生地膝芎当；
枣仁炼蜜丸吞下，子女行迟用此方。

脱 肛 症 歌

肺气虚时脱出肛，小儿此症不须慌；
泻痢久而气下坠，涩肠文蛤好推详。

脱肛方

用陈壁土，泡汤，熏洗，效。
用五倍子，为细末，敷。而频托入，效。
用鳖头，烧存性，香油调敷。或烧烟熏之。

涩肠散

治久痢、大肠脱出。

赤石脂　诃子去核　龙骨各等分
上为^①末。腊茶少许，和药掺上，绢帛揉入。治痢，米汤调下。

遗 尿 症 歌

小儿遗尿细推详，肾膀虚弱致其殃；
清冷气虚无约制，故令不禁溺于床。

---

① "为"，原本脱。江静波校订本同。据文义补。

益智神苓散

益智生　白茯苓去皮　茯神去皮。各等分

上为末。空心，清米饮调下。

加味地黄丸

生地黄酒洗，一两　白茯苓二两　山药一两　破故纸研，炒　山茱萸肉二两　牡丹一两　泽泻一两　肉桂五钱　益智研　人参各一两

上为末，炼蜜为丸，如芡实大。盐汤送下。兼服肥儿丸，效。

小儿脱囊

阴囊肿大，坠下而不收也。亦有囊皮脱烂者。

木通　甘草　黄连　当归　黄芩

上等分，水煎，食前服。囊烂者，以野紫苏叶面青、背红者是为末，香油调敷。皮脱睾丸露者，外以青荷叶包之，敷药，自生皮。

小儿脐中汗出并痛，用枯矾干敷；或用柏末敷。

治泄泻不止，硫黄、滑石，共为末，米饮调下。

一方

治撮口。

僵蚕，为细末，蜜调涂。妙。

奇方

治泄泻。

胡椒为细末，姜汁调，敷脐。妙。

奏 效 方

钱氏[①]泻青丸

治目直大叫、项急、烦闷。肝实症也。

羌活　胆草　当归　栀子　防风去芦　川芎　大黄纸包煨

---

① "钱氏"，江静波校订本作"羌活"二字。

上为末，炼蜜为丸，鸡头子大。每一丸，竹叶煎汤调下。

地黄丸

治咬牙、寒战。肝虚症也。

山茱萸　牡丹皮　山药　泽泻　熟地黄酒洗　白茯苓各四钱

上为末，蜜丸，梧桐子大。空心服五七丸，温水下。

泻心汤

治叫哭、发热、饮水而搐。心实症也。

黄连一两，去芦

上为末。每服一钱，温水下。

导赤散

治症[①]同前。

木通　甘草　生干地黄各等分

上为末。每服二钱，淡竹叶汤下。

粉红丸

治困卧、悸动不安。心虚症也。

朱砂一钱五分，研　天竺黄五钱　龙脑一钱，另研　牛胆南星四两　胭脂一钱

上为末，牛胆汁和丸，如弹子大，砂糖水温服。

泻黄散

治困睡、身热、弄舌。脾实症也。

山栀仁二两　石膏五钱　甘草七钱　防风七钱，去芦　藿香七钱

上为末。每服一钱，灯芯汤下。

异功散

治吐泻、生风、虚冷、不饮乳。脾虚症也。

人参　白术　白茯苓　甘草　陈皮

上为末。每服一钱，姜、枣煎汤下。

---

① "症"，原本作"法"。江静波校订本同。据文义改。

泻白散

治闷乱、喘促，或饮水。肺实症也。

桑白皮去皮，一两，炒　甘草五钱，炒　地骨皮一两，焙

上为末。每服一钱，水一钟，粳米一合，煎至七分，空心服。

阿胶散

治嗽、喘、咆哮、昏沉。肺虚症也。

阿胶一两，面煨①　甘草三钱　黍粘子一钱，炒　杏仁七个，去皮尖　糯米一两　马兜铃五钱

上为粗末。每服二钱，白水煎服。

益黄散

治脾虚、冷积、不能消食。

陈橘皮②　青橘皮③　诃子肉　甘草各五钱　丁香二钱④

每服二钱，白水煎服。

六一散

治伤暑湿。降痰、助脾。

滑石六两　粉甘草一两

止汗，加黄芪三钱。有方加辰砂。

上为细末，滚水汤下。

清凉散

治潮热，效。

银柴胡　胡黄连等分

上为末，灯芯汤下。丸亦可。

还魂丹

治急慢惊风。吹鼻。

---

① "面煨"，江静波校订本作"面粉炒"三字。
② "陈橘皮"，江静波校订本作"陈皮"二字。
③ "青橘皮"，江静波校订本作"青皮"二字。
④ "二钱"，江静波校订本作"二个"二字。

二寸蜈蚣一分麝①，四两白芷与天麻；

再加二字黄花子，死在阴灵要返②家。

青丸子

化痰。

青黛五钱　南星炒过，五钱　巴霜五分

红丸子

下痰。

朱砂一钱，水飞过　半夏姜制，五钱　巴霜五分

白丸子

吐痰。

白附子五钱，生用　寒水石硝煅③，半两　巴霜五分

黄丸子

泻痰。

大黄煨过，五钱　郁金五钱　巴霜五分

化痰丹

治食积、痰气、疟、痢④。

八梅十六豆，一豆三胡椒；

青陈各两半，醋打面糊调；

加上莱菔子，青木不相饶；

小儿多食积，是铁也能消。

上为末，糊丸，如绿豆大。随宜用引。

千金丸

治小儿虫积、气⑤肚痛。

---

① "一分麝"，原本作"一个虾"三字。据江静波校订本改。

② "返"，江静波校订本作"回"。

③ "硝煅"，江静波校订本作"硝煨"二字。

④ "痢"，江静波校订本此字下有"又名化铁丹"五字。

⑤ "气"，江静波校订本同。按此字上下疑有脱字。

枣肉十个，去核　巴霜一钱　乳香一钱　没药一钱　木香二钱①

上共碾成丸，绿豆大。五七丸，滚白汤送下。

平胃丹

治食不消、疳积、膨胀、鸭溏。

山楂肉一钱，炒②　神曲一钱　白术一钱　青皮二钱　甘草八分　白茯苓一钱　厚朴二钱　三棱一钱，酒炒　莪术一钱，酒炒　黄芩一钱③　香附一钱，童便炒　苍术一钱，米炒④　陈皮一钱，去白

上为细末，糊丸，如弹子大。每服一丸，姜汤磨⑤下。

活⑥痰丸

防风六钱，去芦　茯苓五钱　轻粉一钱　朱砂钱半　青黛一钱　蝉退四十，水洗　独活三钱　僵蚕三十，炒　全蝎三十，水洗　南星一钱　青礞石五钱，火煨。用焰硝在内，封固，火煨

上为细末，糊丸，如粟米大。一服三五丸，滚汤下。

牛黄镇惊丸

治惊风、急惊诸症。

天麻五钱　白术二钱　远志五钱　白附二钱　柴胡五钱　麝香一字⑦　全蝎三十，水洗　川芎五钱　代赭一两，醋煮　礞石火煅⑧，五钱　麻黄五钱，去节　天竺黄四钱　沉香五分　独活一钱　朱砂五分⑨　防风五钱　蝉蜕五钱　牛黄三钱　荆芥五钱　粉甘五钱　僵蚕五钱　犀角一钱　珍珠三分，腐煮　琥珀三分

上为末，糊丸，如梧桐子大，金箔为衣。随症用引，每一丸。

弭风丸

治急慢惊风。

---

① "二钱"，江静波校订本作"一钱"二字。

② "炒"，江静波校订本无。

③ "一钱"，江静波校订本此二字下有"酒洗"二字。

④ "米炒"，江静波校订本作"米泔浸"三字。

⑤ "磨"，江静波校订本无。

⑥ "活"，江静波校订本作"降"。

⑦ "一字"，江静波校订本作"一钱"二字。

⑧ "火煅"，江静波校订本作"火煨"二字。

⑨ "五分"，江静波校订本作"五钱"二字。

全蝎十四，去毒　僵蚕二钱，去丝　白附二钱　天麻三钱　巴豆十四，去油　朱砂二钱　防风三钱　牛黄一钱　金箔二十，为衣　茯神　辰砂

上为末，米糊为丸，粟米大。一岁一丸，灯草汤下。

紫金锭

滑石二两，丹皮煮过　胆星二钱　山药二钱　蜈蚣一条，去头足　僵蚕五钱　全蝎二十个　白茯苓一两

上为末，用麻黄四两、甘草四两，熬膏为丸，如芡实大。朱砂五钱为衣，或用金箔。急惊，薄荷、灯心汤下。慢惊，姜汤下。

八仙汤

家传秘方，不拘小儿，百疾皆治。引经开后。

巴霜一钱　朱砂五分　郁金五分　乳香三字　没药三字　沉香五分　木香四分　雄黄六分

上为末，滴水为丸，如粟米大。每服二三丸，随宜用引。

惊痫发搐，金子汤下。潮热、变蒸，灯芯汤下。伤风、伤寒，姜汁汤下。痰涎、鮈齀，姜汁、竹沥汤下。食积、肚痛，山楂、麦芽汤下。疟疾，灯芯、竹叶、麦芽汤下。痢疾、泄泻，姜汁汤下。

痰[①]风醒脾丸

家传慢惊秘方。

蝉蜕炒　防风　全蝎炒　麝香　朱砂　天麻炒　白附各五钱　金箔五十片

上为末，饭为丸，如绿豆大，金箔为衣。服一二十丸。

一七散[②]

一片朱砂一片雪，七个僵蚕七个蝎；

不论急惊与慢惊，调时须用人生血。

豆蔻丸

胡黄连五钱　神曲五钱　麦芽五钱　槟榔三钱　木香二钱　肉豆蔻面包煨　使君子肉各三钱

---

① "痰"，江静波校订本作"散"。

② "一七散"，江静波校订本作"破棺散"三字。

上为末，醋糊①神曲为丸。每服二十丸，米汤送下。

肥儿丸

胡黄连五钱　神曲五钱　麦芽五钱　槟榔三钱　木香一钱　肉豆蔻面包煨　使君子肉各三钱

上为末，神曲、陈米糊为丸。每服二十丸，米汤下。

加减肥儿丸

蟾酥一个,酥炙　白术土炒　陈皮　槟榔　芜荑去壳　胡黄连酒炒　雷丸　干漆火煅烟尽　黄连酒炒　使君子肉　枳实麸炒　木香　厚朴姜汁炒　芦荟各三钱

上为末，老米糊为丸，如绿豆大。滚汤下。加减看儿大小。

益脾散

治泄泻。

苍术②　厚朴姜汁炒　人参　茯苓各一两　甘草三钱,炙　白芍　陈皮各一钱　砂仁二钱　山药五钱　老米五合　莲子肉去心,五钱

上为末③。每服三五钱，滚水调下。

消积丸

木香三钱　山楂二钱,去壳　麦芽二两,炒　川芎一两　干漆一两,火煅　厚朴一两,姜汁炒　黄连七钱④,姜汁炒　枳壳三钱,去瓤炒

上为末，糊丸，如绿豆大。每服一二十丸，白汤下。

内消丸

治四肢浮肿。

青皮五钱　巴豆七钱,去油　木香一钱　防己钱半　丁香十四个

上以巴豆同青皮炒苍色，去豆不用，入前药，同为末，饭丸，如黍大。男用陈皮汤下，女用艾叶汤下。

---

① "醋糊"，江静波校订本作"陈米"二字。
② "苍术"，江静波校订本作"白术"二字。
③ "末"，江静波校订本此字前有"细"字。
④ "七钱"，江静波校订本作"一钱"二字。

连床散

治癞头疮及遍身、阴囊作痒、抓出黄水、痛甚。

黄连去芦,五钱　蛇床去壳①,二钱半　五倍子一钱二分　轻粉二钱五分

上为末。先用荆芥、葱白煎汤洗,拭干,用清油调敷。

六神丹

治潮热、风痰。

天花粉　石膏　白附子　滑石各三钱　朱砂　青黛各一钱

上为末,薄荷、灯心、茶汤②下。

清金散

治鹅口疳、走马疳、锁口疳。

青黛　硼砂　黄柏　枯矾　雄黄各五分　飞丹　冰片各一钱　铜绿二分

上为细末,井水调,敷口中。

白玉散

治赤游丹毒。

寒水石煅存性,水飞过,二两　朴硝二两　青黛三钱　甘草三钱　姜黄一两　当归一两　柏末二钱

上为末,用芭蕉根汁,加蜜调,以鹅翎扫上,干即再敷。

如③金散

治狗疥癣。

寒水石火煅,水飞　无名异　铜青　飞丹　水银　轻粉　大枫子　苦参　柏末　枯矾　雄黄各等分

上为末,蜡烛油调搽。从腹上搽起。

无价散

治面上生疮、疳疮、耳疳。

烟岸　枯矾　柏末　飞丹各等分

---

① "去壳",江静波校订本作"去油"二字。

② "汤",江静波校订本作"清"。

③ "如",江静波校订本作"万"。

上为末，用香油调搽。

导滞汤

治泻痢初起。

当归　黄芩　黄连　桂^①　大黄　槟榔　白术　甘草

白，加姜。赤，加甘草。胃弱，去大黄，加白术土炒。

以上㕮咀，姜三片，空心温服。

一方

治月蚀疮。

蔷薇根四钱　地榆皮二钱　轻粉三分

上为末。用盐汤洗净后，敷此药。

一方

治锻炼疮。

煅银罐子一个　轻粉五分

上为末，油调敷^②。

一方

治走马疳。

鸡内金灯烧存性　黄柏　白矾　麝香

上为末，米泔水搅^③，贴口中。

一方

治汤火疮。

蛤蟆十二个^④，用木油或桐油煎，取油搽，神效^⑤。

一方

治夜啼。

---

① "黄连　桂"，江静波校订本无此三字。

② "油调敷"，江静波校订本作"油调搽"三字。此下并有"湿则干掺"四字。

③ "米泔水搅"，江静波校订本此四字前有"用"字。

④ "蛤蟆十二个"，江静波校订本作"用蛤蟆二十个"六字。

⑤ "用木油或桐油煎，取油搽，神效"，江静波校订本作"用木油或桐油煎蟆取油搽，效"十二字。

黑牛生用为末^①，水调，敷脐下。

一方

治口渴、潮热。

马前子一个　礞石一块，煅

白水磨服。

一方

治潮热。

寒水石三钱　朱砂六分^②　滑石一两　甘草六分

上为末，冷水调服。

一方

治肚痛。

用莱菔子煎汤服；或炒为末，抹乳上，令小儿饮^③。

一方

治舌上出血。

牙硝一钱，发余一个^④，敷舌上，神效^⑤。

---

① "黑牛生用为末"，江静波校订本作"用黑牛生为末"六字。

② "六分"，江静波校订本作"五分半"三字。

③ "令小儿饮"，江静波校订本作"令儿吮饮之"五字。

④ "一个"，江静波校订本作"一分"二字。

⑤ "敷舌上，神效"，江静波校订本作"敷在舌上，效"五字。

小儿推拿秘诀

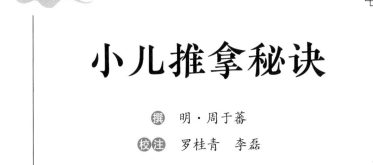

撰　明·周于蕃

校注　罗桂青　李磊

校 勘 说 明

《小儿推拿秘诀》，又称《小儿推拿仙术》《小儿科推拿秘诀》《小儿科推拿仙术秘诀》《推拿仙术》《秘传男女小儿科推拿仙术秘诀》《小儿推拿仙术秘诀》等，不分卷，明·周于蕃撰，刊行于明万历三十三年（1605年）。周于蕃，明代医家，字岳夫，蒲圻（今属湖北）人，生平不详。该书对小儿病的诊断、推拿手法及治疗均做了详细的论述，对后世影响较大，清代张振鋆的《厘正按摩要术》即是以此为蓝本编撰而成。现存有明万历四十年刻本，清康熙二十四年味经堂刻本，清乾隆五十四年经国堂刻本及多种清抄本。

本书以清乾隆五十四年（1789年）经国堂刻本为底本，以上海图书馆所藏清抄本为对校本进行校勘。兹将有关校勘事项说明如下：

1. 原书竖排，兹改为横排。

2. 原本无目录，兹据清抄本补入，并加注页码。

3. 原书重新标点。

4. 原书中表示上下之意的"左""右"字一律径改为"下"字或"上"字。

5. 原书中的古今字、通假字、异体字、俗体字等，一律改为现今的通行字。

6. 原书中的明显错讹字，径改不出校注。

7. 原书中插图则比照原图重新绘制。

目 录

小儿推拿秘诀引

医，仁术也，以能生人也。古来名医代不乏人，奈世之医者愈传而愈失其真，非惟不能生人且得得[①]至于杀人，而于小儿为尤甚。盖小儿口未能言，其受病处殊不易察；及稍长，亦畏药莫投，即强投之，又恐肠腑虚薄不能胜也。以医为利者，每借症试药，思以售其术，故误伤无算。仁为人术，顾如是乎？余为此惧，渴推拿一法取效于面部股掌筋骨间，可以生人而必不至于杀人，较之药饵为尤愈也。顾推拿之说，由来虽旧，而书难概见，即见未尽善，其简明详居，随试辄效，真足以起死回生者。惟蒲圻周先生一书业经三刻，活人正众，惜板废未广其传。余友王子亮工得之洪孝舒时卿手授，遂商于余，因与慎加参订，独出己资重镌梨枣，公诸海内，庶几生人麋涯而足平天地之憾矣。具幼幼之心者，孰能不为珍赏哉！

康熙二十四年乙丑秋吉古铅州张应泰题于嫏嬛书斋

[①] 得得，原作"德德"。清抄本同。据文义改。

小儿科推拿仙术秘诀引

　　小儿推拿之说，其来已旧，而书不概见焉。自余年廿七，乃始举长子，且多疾。有黄冠善此术，请试之，觉验。然得自口授，习而不察，语亦不详也。顾不佞每留心此书，忽一旦偶得之，若有所授之焉者，然又不无错谬。因细心历访诸方士，暨凡业此术者，陆续参订，有得即录之，渐次明尽，几欲梓之以传世。适上庸长令申吾张侯天植仁慈，雅志怀少，且此中俗尚巫教，病者往往误伤无算，侯深悼之，故一见其书，辄付之梓，而属不佞引其端。余谓①小儿无七情六欲之感，第有风寒、水湿、伤食之症，且初生脏腑脆薄，不经药饵，稍长又畏药难投。惟此推拿一着，取效于面部②掌股皮骨之间，盖面部掌股与脏腑相通，医者以一色而觇人气候，以一脉而诊人休咎，故可思矣。得是书者，倘能察其病症，循其穴道，施以手法，而汗、吐、下三者，尤能得诀，大者又稍兼以药饵，未有不随试而随效者也，真足补造化之不及哉！而张侯命梓之意，利亦溥矣！敬书之以告诸同志者。

　　　　　　　　　　万历乙巳秋吉楚人周于蕃书于竹山儒学之敬一堂

---

① "谓"，清抄本作"推"。
② "部"，原本作"步"。据清抄本改。下同。

重刻幼科小引

于戏！此仙术也。原苦心十五年所订之甚真，试之极验，信有起死回生之力。余籍此以活人良多，即按本而施者，亦靡不应手而效。曾于上庸署中徽长令之灵寿之梓矣，刹那间而有郎州司李之役，因载梓之以广其传。其间手法口诀有非笔舌所能摹拟者，更为图之注之，颇觉详明，有慈幼之心者细心流览焉。

万历丙午春吉于蕃载播署

167

三刻小引

　　此书且三刻，何嗜之深也！夫人最爱无如儿，而最最爱又无如小儿。惟此推拿手诀，其去轻病如汤之泼雪，随手即消；去重病亦如苕之拂尘，渐次亦净。用药犹有差池，而推拿毫无差池，除是命尽数穷，莫可谁何，倘有一线之脉，亦无不可回者。盖不佞试之屡矣，活人多矣。惟是前此所刻，有谓按本亦效者，又有谓不尽了然者。夫谓按本亦效者，信此术之果效也，知不余诳也。而谓不尽了然者，或有不解之处也，又余之所不安也，故又为之翻刻。凡一切症候、看诀、穴道、手法字义逐一为之支分即解，而疑惑[①]难明者，更为图画辨释，俾人人展卷，无不了然，亦人人谓按本亦效，庶不负初刻再刻之意。第得是书者，须自首至尾，阅历数过，庶能了然；又须初病早治，久病多治，庶见按本亦效，此翻刻之意也。第世医者多利于用药，其诋而弃之，惟意其信，而兼用之亦惟意。

万历四十壬子岁周于蕃再书于留郡署中

---

① "惑"，清抄本作"难"。

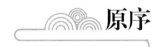

原序

　　夫人禀天地阴阳造化之气，阴阳顺行则精神清爽，阴阳逆行则诸疾横生。孩童不调皆由阴阳失序，以致乍寒暴热，颠倒昏迷，使父母有忧惧之心，疑鬼疑神。幸遇明师，取人手足，与花木相同，其发生盛衰枯荣，是阴阳节度而无差殊。却将男女左右手，推分寒热虚实，任是诸般杂病，并一切惊风等症，按穴推拿，随手而施，随手而应，足补造化之不及也。

　　诗曰：

　　朝纲大乱绝人踪，云汉光芒掣电虹；

　　太白金星传关会，马郎度下救孩童。

　　又曰：

　　此诀神仙降救星，分明说与世间人；

　　展开指掌阴阳法，管取沉疴效若神。

看小儿无患歌

孩儿常体貌，情态自殊然；

鼻内既无涕，喉中又没涎；

头如青黛染，唇似点朱鲜；

脸方花映竹，颊绽水浮莲；

喜引方才笑，非时手不掀；

纵哭无多哭，虽眠不久眠；

意同波浪静，性若镜中天；

此等俱安吉，何愁病疾缠？

看小儿被惊法歌

囟门八字好非常，筋度三关命必亡风关、气关、命关为三关；

初关乍入易进退，次节相侵亦可防；

筋赤必是因食隔，筋青端是水风伤；

筋连大指是阳症，筋若生花主不祥；

筋带悬针主吐泻，筋开关外命难当；

鱼口鸦声并气急，犬吠人骇自惊张；

二十四筋推早好，若教迟缓命必亡；

病急可将灯火断，轻时只把手推良；

天仙留下真方法，后学精传第一强。

看五脏六腑定诀歌

心经^①有热作痴迷，天河水过入洪池。

肝经有病眼多闭，推动脾土病即退。

脾土有病食不进，推动脾土效必应。

胃经有病食不消，脾土大肠^②八卦调。

肺经有病咳嗽多，可把肺经久按摩。

肾经有病小便涩，推动肾水必救得。

大肠有病泄泻多，可把大肠用心搓。

小肠有病气来攻，横门板门精宁通。

命门有病元气虚，脾土大肠八卦推。

三焦有病生寒热，天河六腑神仙诀。

膀胱有病作淋疴，肾水八卦运天河。

胆经有病口作苦，只有^③妙法推脾土。

五脏六腑各有推，千金秘诀传今古。

看 面 定 诀

凡看小儿，先观神色，大者兼察脉理。如肝病则面青，心病面赤，脾病面黄，肺病面白，肾病面黑。钱氏云："左腮为肝，右腮为肺，额为心，鼻为脾，颏为肾。"目内之症，赤者，心热导赤散主之；淡红者，心虚也生群散主之；青者，肝热泻肝散主之；无精者，肾虚地黄丸主之；分经理治，无不愈矣此药方，大而皮肤厚者，不得已兼推拿用，小者单推拿可也。

又云：

---

① "经"，原本作"惊"。据清抄本改。

② "肠"，原本作"伤"。据清抄本改。

③ "有"，清抄本作"用"。

面黄多食积，青色有惊风；

白色多成痢，伤风面颊红；

渴来唇带赤，热甚眼朦胧；

痢疾眉头皱，不皱是伤风；

秘诀传千古，观察定吉凶。

看指定诀歌

五指梢头冷，筋来不可当 筋即惊也；

若还中指^①热，必定是伤寒；

中指独自冷，麻痘症相传；

男左女右手，分明仔细看。

儿心热跳是着惊，热而不跳伤风说；

凉而翻眼是水惊，此是入门探候诀。

看色断生死诀

面紫，心经绝，五日死。面赤、目陷，肝经绝，六日死。面黄、四肢肿，脾经绝，九日死。面白、鼻干黑，肺经绝，三日死。齿如黄豆色，骨气绝，一日死。面黑、耳黄、呻吟，肾气绝，四日死。口张、唇青、毛枯，七日死。

看症候断诀

眼上赤脉，下贯瞳仁；

囟门肿起，兼及作坑；

---

① "中指"，原本作"指中"二字。据清抄本乙正。

目多直视，怒不转睛；

鼻孔燥黑，肚大青筋；

指甲黑色，或作鸦声；

口张舌出，齿牙啮人；

鱼口气急，啼不出声；

蛔虫[①]口出，俱是死症。

观此二段，则有病不可不早治也。

变蒸说

婴儿初生，血气未定，阴阳未实，脏腑未备，骨格未全，每三十二[②]日一变蒸，或发热，或恶寒，或吐，或泻，或汗，此皆长血脉、全智意之常候，不治自愈。每变蒸生一脏或一腑，十变足，脏腑始完，胎毒始散。故周岁之内常要知此症，但亦有胎元实不发者，又当审焉。

四症八候说

何谓四症？惊、风、痰、热是也总谓惊风。

何谓八候？手足伸缩为"搐"，十指开合为"搦"，欲相扑捉为"掣"，四肢寒动为"颤"，身仰为"反"，势若开弓为"引"，常若嗔怒为"窜"，露睛不活为"视"。八候之中惟搐独多，男搐左视无声，右视有声；女搐右视无声，左视有声。

又有时刻：

寅、卯时发，目上视，手足摇，口流涎，颈强项，此肝火太旺，法当多退六腑，推肾经地黄丸、泻肾丸。

巳、午、未时发，身热，神悴，目上视，睛赤，牙关紧，口流涎，手足动，此

---

① "虫"，原本作"舌"。据清抄本改。
② "二"，原本作"一"。清抄本同。据文义改。

心火太旺，法当多退六腑，推肺经、肾水泻心汤[1]、导赤散。

申、酉时气喘，目微斜，睡则露睛，手足冷，此乃脾伤，法当多分阴阳，推脾经益黄散、泻青丸。

亥、子时，喉中有痰，食不消，睡多不省，此亦脾病，法亦当多分阴阳，推心经、脾土，急用吐法益黄散、导赤丸。

凡药，大者用之，小者只推拿自愈。

拿　说

凡医人入门，见病者如骤感而轻，可不必拿。若久感而沉重者，必须一拿以试之，然后便于用功。又有一种平日无病，陡然眼翻上，手足乱舞，目闭不作声，口流白沫，或乱叫手抓人，此名"急惊"。又有受病已久，不时眼翻上或偏视，四肢摆搐，此名"慢惊"。俱不可不拿，拿法具下。

拿法

医用右手大指，跪于孩童总位上，而以中指于一窝风处，对着大指尽力拿之此法，所谓急惊，拿之即醒。或医用右手食、中二指夹孩童左手中指甲稍，却用大指当所拿中指甲巅一折拿之；或用医大指甲巅掐入病者[2]中指甲内者，尤为得力此二法不拘急慢惊并可拿之。凡看病入门，必先用此以试之。如拿之而病者一声哭醒，即连哭数声者，可生之兆也，即典照病依法推之，轻者即愈，重者久推亦愈。若拿而口撮如鱼口样，声叫如鸦声样者，并难治也。然亦尽力用功，冀其万一之生，则在好生者之仁心耳。总位、一[3]窝风穴俱载后。

又有医将两手托着病者两手背，紧紧连指掌一把拿住，扯旁两胯，一总尽力夹住者此法发狂，或用手抓人，或手足扬舞、僵搐者，用之极妙。又病者口紧不开，医人将大、中二指着力拿其牙关穴，自开牙关穴在两牙腮尽处，近耳者是也。如要用指入口按病者舌根取吐，与[4]灌汤药，俱用此法。其用剪撬开者，此蛮法也，若小儿未生齿者，用剪岂不伤其肉乎？按舌法详后吐法内。

---

[1] "汤"，原本脱。清抄本同。据文义补。
[2] "者"，原本脱。清抄本同。据文义补。
[3] "一"，原本脱。据清抄本补。
[4] "与"，原本作"典"。据清抄本改。

汗 吐 下 说

凡小儿无他病，惟有风寒、水湿、伤乳、伤食之症。故风寒，急宜令出汗；伤乳、伤食，急宜令吐出乳食或泻下乳食。然风裹乳食者尤多，则汗下又不如吐之速也。三法具下。

汗法

遇小儿作寒作热，或鼻流清涕，或昏闷，一应急慢惊风等症，用葱姜汤。医以右手大指面蘸汤于鼻两孔，着实擦洗数十次，谓之"洗井灶"，以通其脏腑之气。随用两大指俱蘸汤，擦鼻两边数十下，随由鼻梁山①根推上印堂数十。推法：医用两手中、名、小六指将病者两耳扳转向前，掩其耳门，而以两大指更迭上推。从印堂而上，左右分抹眉、额、眼胞各数十下，至两太阳，揉掐之数十下；随将全指摩擦其囟门、头脑亦数十，临后将两大指拿住两太阳，两中指拿住脑后两风池穴后脑下，颈项之上两边软处，即风池穴，一齐四指着力拿摇一会，小者令其大哭，即有汗出当时虽无汗，以后亦自有汗。又或用手擦其肺俞②穴背两边，反手骨边软处，即肺俞穴。但擦要轻，蘸汤擦，恐伤其皮。又有揉一窝风，揉内劳宫，掐二人上马此三穴另载手图下，照病症推拿时用之，皆取汗之法也。风寒之症，得汗出即减大半矣。盖面部③气通脏腑，此取汗诸法，不拘何证，但有病俱须用之，真除病之通术也。但推后须用手掌摩其头面令干，恐有汤湿，反招风也。若自汗者，亦用此以取其正汗，但汗后须多推脾土以收之。

吐法

凡遇孩童风寒、水湿、伤乳、伤食，或迷闷不爽、胸中饱满，不进乳食；或咳嗽多痰并呕吐，一切急慢惊风，不论暂感久感，即先用前取汗法毕，随将左手托住后脑，令头向前，用右手中指插入喉间，按住舌根，令其呕哕④。或有乳者即吐乳，有食者吐食，有痰者吐痰。若初感者，一吐之后，病即霍然大减矣。随再照症推之，无不立愈。但孩童有齿者，并牙关紧者，照前拿牙关法拿开牙关，随用硬物如笔管

---

① "山"，原本作"三"。据清抄本改。
② "俞"，原本作"愈"。清抄本同。据文义改。下同。
③ "部"，原本作"即"。据清抄本改。
④ "哕"，原本作"喂"。清抄本同。据文义改。

之类，填其齿龈，然后入指，庶不被咬；又须入指从容，恐指甲伤及病者喉腭[①]此吐法系除病第一捷径，较汗下之取效甚速，予每以此救人甚多。盖小儿之病不过风寒、伤乳、伤食，久之停积胃脘之间，随成他证，诚一吐之而病自愈耳。就是胃间无停积者，用此亦[②]能通其五脏六腑之滞。医者留心！又有板门推下横纹则吐者，然不若按舌根吐之快也。有用药吐者，风斯下矣！

下法即泻也

凡遇小儿之不能言者，偶然恶哭不止，即是肚疼。即将一人抱小儿置膝间，医人对面，将两手搂抱其肚腹，着力久久揉之如搓揉衣服状。又用手掌摩揉其脐，左右旋转数百余回每转三十六，愈多愈效。随用两手于肚两边推下两膀胱数十或百下，并从心口推下小肚，此下泻之法也又有横纹推向板门，则泻之法可并用之。大约揉肚并脐，若久自然消化，但要揉之如法耳。

风气命三关说

凡小儿未及[③]五六岁者，难以诊脉，惟以男左女右食指根上三节分为三关，第一节曰"风关"，无红紫青筋则无病，有亦易治；二节曰"气关"，有红紫青筋，病虽重仍可治；三节曰"命关"，有红紫青筋，病深难治。其筋色病症载《小儿被惊法歌》歌内云："筋透三关命必亡。"但小儿一二岁上下[④]，其皮肤嫩薄，有病，三关上多有浮筋，但要用心推之，不可谓其必亡而不用功也。推法：医用右手大指推送入病者大指根虎口之内下数不嫌多，每治病必先推此，或每节一掐，此根本也。即所谓"天门入虎口"是也。

---

① "腭"，清抄本作"咽"。
② "亦"，原本作"症"。据清抄本改。
③ "未及"，原本作"去反"二字。据清抄本改。
④ "上下"，清抄本此二字下有"者"字。

男女左右说

凡男推拿左手，女推拿右手，一切相同。但男推三关为热，退六腑为凉；女则推三关为凉，退六腑为热耳"女推三关"二句，据书如此说，恐未必相悬若此。予每照男用，明者更试之。

分阴阳、推三关、退六腑说此三关又非风、气、命三关也

凡男女有恶，俱由于阴寒阳热之失调，故医之即当首先为之分阴阳，次即为推三关、六腑穴各载后。如寒多则宜热之，多分阳边与推三关；热多则宜凉之，多分阴边与退六腑。然阴阳寒热必须相济，不可偏寒偏热。如要热，分阳边一百下[①]，则分阴边亦二三十；要凉，分阴边一百下[②]，则分阳边亦二三十下；此亦燮理阴阳之义。推三关、退六腑亦然。如不寒不热，则各平分平推，在人心上之活法也图法俱载后。

节 饮 食 说

语云："婴儿常[③]病，伤于饱也。"养小儿之法，第一在节其乳食，宁可不时少与之，切不可令一餐粗饱。乳食后，最要忌风。每见士大夫之家多雇奶娘，其痛痒既不甚相关，而为父母者，又一切交付与他，不自经心。为奶娘者，但见小儿之哭，惟恐父母闻之，多勉强与之乳食。甚有能食者，暗地与之糖粑饼果坚硬甜冷之物，免其一时之哭；且又不知避风，为害不小，不可不慎也。"要得小儿安，多受饥与寒。"此语有味，但所谓"寒"者，无令过暖，非令受风寒也。

---

① "下"，原本作"十"。清抄本同。据文义改。
② "下"，原本作"十"。清抄本同。据文义改。
③ "常"，原本作"带"。据清抄本改。

字 法 解

推者：医人以右手大指面蘸汤水于其穴处，向前推也。故大肠曰"推"，心经曰"推"，肺经曰"推"，肾水曰"推"，板门向横纹、横纹向板门曰"推"。而惟阴阳有分之说，以医人用左右大指，于阴阳穴处向两边分，故谓之"分"，而亦谓之"推"也。三关、六腑有推退之说：以三关上推上者，向手膊推，六腑下推下者，向手掌推。虽有推退之名，而实皆谓之"推"也。又脾土有推补之说：以医人用左手大、食二指拿病者大指巅男左大指，女右大指，直其指而推，故曰"推"，取消饮食之意；屈其指而推，故曰"补"，取进饮食之意。虽有推、补之名，而实则皆谓之"推"也。

运者：亦医人以右手大指推也。但如八卦，自乾上推起，至兑上止，周环旋转，故谓之"运"。又如运土入水，自脾土推至肾水止；运水入土，自肾水推至脾土止。因有土入水、水入土之说，故谓之"运"，而实皆谓之"推"也。

拿者：医人以两手指或大指，或各指于病者应拿穴处或捏或掐或揉，皆谓之"拿"也。

凡推，俱用指蘸汤水推之，但太湿，恐推不着实；太干，恐推伤皮肤，要干湿得宜。拿则不用水。

凡推各指，俱要指面并挨两边推之。

凡云几十几百者，于其穴处推或几百下或几十下也。凡下数不厌多，愈多愈效；轻者二三百，重者三五百。

凡推各指，医人以左手大、食二指拿所推之指，以右大指自指巅推至指根而止。推三关、退六腑，亦以左大、食、中三指对拿总心处，而三关以右大指推，六腑以右中指退，但俱长不过二寸。

凡推法，俱有次序：每病必先用面上取汗、喉中取呕法，次于手上分阴阳，次推三关，次六腑，次各应先推之指。如饮食先脾土，泄泻先大肠，伤风先肺经，而后次及八卦、横纹、横门、天河之类[①]。其应推之穴，尤要多推，不妨数百。

推拿曰"每次"者，盖病有轻重，人有大小，如初生曰"婴儿"，五七岁曰"小儿"，十二岁曰"童子"，并皆可用推拿。但感病轻者，推拿一二次或三五次即愈；感重者，非十数次不愈；人小者，一二次或三五次即愈；人大者，非十数次不愈。若

---

① "类"，原本作"水"。据清抄本改。

感重而人又大者，非数十次不愈，故曰"每次"也。

手上推拿法

天门入虎口

大指、食指中间软肉处为虎口。医人用大指自病者命关推起至虎口，又将大指钻掐虎口，又或从大指巅推入虎口。总谓"天门入虎口"。

水里捞明月

凡诸热症热甚，以水置病者手中，医人用食指杵，从内劳宫左旋，如撂物状，口吹气，随指而转数回，径推上天河，又仍前法行数次，此退热之良法也但女右旋。

打马过天河

中指午位，属马。医人用[1]食、中二指弹病者中指甲十余下，随拿上天河位，摇按数次，随用食、中二指从天河上密密一路打至手弯止，数次。

黄蜂入洞属火

医将二大指跪入两耳数十次，能通气。如前所云"扳耳掩耳门"俱是，余皆非。

赤凤摇头

医将右大、食二指拿病者大指头，摇摆之。向胸内摆为补，向外摆为泻。又医将一手拿病者曲池，将一手拿病者总心经处摇摆之，为摇斗肘。亦向胸内为补，外为泻。

飞经走气[2]

传送之法。医人将大指到病者总心经位立住，却将食、中、名三指一站，彼此递向前去，至手弯止，如此者数次。

---

① "用"，原本作"开"。据清抄本改。
② "飞经走气"，清抄本此四字后有"以下各法，俱可不用，存之备考"十二字注文。

凤凰单翅

医人将右手食指拿病者大指屈压内劳宫，大指拿外劳宫，又将左手大指跪顶外一窝风，并食、中二指拿住内一窝风，右手摆动。

猿猴摘果

医人将手牵病者两手，时伸时缩，如猿猴扳果样。

双龙摆尾

医人屈按病者中、名二指，摇食、小二指，故名"双龙摆尾"。

身中十二拿法穴载周身图。拿即揉掐类②

一拿两太阳穴，属阳明经，能醒。

二拿耳后穴，属肾经，能去风。

三拿肩井穴，属胃经，能出汗。

四拿奶旁穴，属胃经，能止吐。

五拿曲池穴，属肾经，能止搐。

六拿肚角穴，属太阳，能止泻。

七拿百虫穴，属四肢，能止惊。

八拿皮罢穴，属肝经，能清神。

九拿合骨穴即总位，通十二经，能开关。

十拿鱼肚穴，属小肠经，能止泻，醒人事。

十一拿膀胱穴，能通小便。

十二拿三阴③交穴，能通血脉。

---

① "单翅"，清抄本作"单展翅"三字。

② "类"，原本作"数"。据清抄本改。

③ "阴"，原本作"阳"。清抄本同。据文义改。

治男女诸般症候并治法

口中抽①舌，乃心经有热。退六腑、水里捞明月、清天河为主。

四肢冷弱，推三关、补脾土、四横纹为主。

头向上，运八卦、补脾土为主。

眼翻白，推三关、擦五指节为主。

四肢乱舞，掐五指节、清心经为主。

口渴，是虚气。大推天河水为主。

肚响，是虚气。分阴阳、推脾土为主。

口吐白涎，有痰。推肺经为主吐法急用。

四肢掣跳、寒热不均，掐五指节、分阴阳为主。

眼不开，气血虚。推肾水为主②。

如哑子不言，是痰迷心窍。推肺经为主吐法急用。

眼翻白、偏左右，拿二人上马、掐③小天心为主。

眼白，推肾水、运八卦为主。

头偏左右，有风。分阴阳、擦五指节为主。

面虚白、唇红，推脾土、肾水为主。

遍身潮热，乳食所伤。推脾土、肾水为主。

气吼虚热，补脾土、推肾水为主。

口唇白，气血虚。补脾土为主。

肚胀，气虚血弱。补脾土、分阴阳为主。

青筋裹肚，有风。补脾土、掐五指节为主。

吐乳，有寒。分阴阳，脾土④为主。

饮食俱进、人事瘦弱，有盛火。退六腑、清天河水为主。

---

① "抽"，原本作"插"。清抄本同。据文义改。

② "主"，原本脱。清抄本同。据文义补。

③ "掐"，原本阙。清抄本同。据文义补。

④ "脾土"，原本作"上"。据清抄本改。又"脾土"二字上疑脱"补"字。

眼向上，分阴阳、推肾水、运水入土为主。

哭声号叫，推心经、分阴阳为主。

鼻流清水，推肺经为主。

四肢向后，推脾土、肺经、摆尾为主。

眼黄、有痰。清肺经、推脾土为主。

大小便少，退六腑、清肾水为主。

口歪、有风。推肺经、掐五指节为主。

掐不知痛，有风麻。推脾土、掐五指节为主。

到晚昏迷，推肺经为主。

咬牙，补肾水、分阴阳为主。

哭声不出，清心经、分阴阳、掐威灵穴为主。

遍身掣，有风。掐五指节、补脾土、凤凰单展翅为主。

脸青，推三关、推肺经为主。

哭声不出，推肺经、擦四横纹为主。

手抓人，推心经、退六腑为主。

身寒掣，推三关、揉涌泉穴为主。

大叫一声死，推三关、拿合骨穴、清天河水、捞明月为主。

临晚啼哭，心经有热。清天河水为主。

肚痛，擦一窝风为主，并拿肚角穴。

干呕，掐^①精宁穴为主。

鼻流鲜血、五心热。退六腑、清天河水、捞明月为主。

一掣一跳，推心经、掐五指节、补脾土为主。

两眼看地，补脾土、推肾水、擦四横纹为主。

卒中风、急筋吊颈，拿合骨穴、掐威灵穴为主。

以上治法虽各有主者，然各经俱要推之，遍推遍妙，只有益，定无损。医者留心。

---

① "掐"，原本脱。据清抄本补。

阳掌诀法 <small>掌面为阳，非左手也。图载后</small>

擦心经，二揉劳宫，推上三关，发热出汗用之，引开毫毛孔窍。要汗而汗不来，再以二扇门掐之，揉孩童右手心，微汗出即止。

大指食指侧推入虎口，水泻、泻痢、肚胀用之。

推脾土，屈指为补，饮食不进、人事瘦弱、肚起青筋用之；直指为泻，饮食不消，作饱胀用之。

推肺经，二揉掐<u>离</u>、<u>乾</u>，<u>离</u>上起，<u>乾</u>上止，当中轻两头重，咳嗽化痰，昏迷呕吐^①用之。

推肾水，推小横纹，肾水短少，可以补肾，赤^②红可以清。

推肾水，推小横纹，退六腑，大小便闭结、人事昏迷、粪黄者用之。

揉掐总位，清天河水，口内生疮、遍身潮热、夜间啼哭、四肢常掣，用之。

分阴阳，风寒水湿、水泻、痢疾、遍身潮热往来、膨胀、呕吐并用之。

运五经，通五脏六腑之气。肚胀，气血不和，四肢常掣，寒热^③往来，用之。

运八卦，除胸膈迷闷、肚胀呕吐、气喘。饮食不进、打噎，用之。

推四横纹，和气血。人事瘦弱、乳食不思、手足常掣、头偏左右，用之。

运水入土，水盛土枯、五谷不化、痢疾，用之。

运土入水，脾太旺，水谷不分、水火未济、水症，用之。

揉掐小天心，眼翻白、偏左右、肾水闭结，用之。

掐大指面巅，迷闷、气吼、作呕、干呕，用之。

阴掌穴法 <small>掌背为阴，非右手也。图载后</small>

二扇门，两手揉掐，平中指为界。凡发汗用之。

---

① "吐"，原本脱。据清抄本补。

② "赤"，原本作"亦"。据清抄本改。

③ "热"，原本作"暑"。清抄本同。据文义改。

揉掐二人上马，清补肾水用之。

揉掐外劳宫，遍身潮热、肚起青筋，用之。

揉掐一窝风，肚疼、眼翻白、一哭一死，用之。

揉掐五指节，伤风、被水惊、四肢常掣、面青色，用之。

揉掐精宁穴，气吼、干呕，用之。

揉掐威灵穴，暴中风死、急惊、跳水、吊颈，用之。

诸惊[1] 症候并推治法

胎惊落地或软或硬、不开眼、不作声。胎中多毒。

每次分阴阳五七十，推三关五七十，退六腑五七十，推脾土五七十。

上用热水推。如再不醒，用灯火于脑顶并二涌泉穴各一燋。再不醒，不治。又俗传：呼其父之乳名即醒者，试之可也。

脐风惊初生一二日，舌硬托乳、头摇、眼闭、哭不出、口吐白沫，左右牙龈上下并口上腭俱觉有硬梗带蓝白色，如鸡鱼脆骨样，或白点如粟米大。初生但见有此症，急宜速治！然此症初起，人多不觉，在一二日间就要留心。凡婴初生，下地受风，即生此症。治之在三日内外即可愈，若至四日便费[2]手，越五日，断不治矣。近日此症极多，亦多误为别症失事。治法：先寻鸡溏粪同好香墨磨之，待用。先用大布针将龈腭间硬梗一一划破，重些不妨；即用青绢布片打湿，扭干，缠食指头蘸粪墨擦于划破处。轻者，一次即愈；重者，如前法再用一次，亦无不愈矣。如儿口不开，大人用左手大指、二指拿其牙关穴即开，便于用针。若拿不开则重矣。其病端在四日矣，可不趁早防之？

每次分阴阳五七十，推三关五七十，退六腑五七十，运八卦五十，推肺经五十。重者，天心穴、脐上、两大[3]指面巅各用灯火一壮，惟脐上三壮。轻者不必用灯火。予屡试屡活人。

上用姜葱汤推之。

蛇丝惊口中舌常吐、四肢冷。乃心经有热。

每次分阴阳一二百，推三关一二百，退六腑一百，清天河水二百，运八卦一百，捞明

---

① "惊"，原本作"经"。清抄本同。据文义改。

② "费"，原本作"废"。据清抄本改。

③ "大"，原本作"天"。据清抄本改。

月五十。汗吐法先用。

上麝香水或姜葱汤推之。将米①泔水洗口，蛤粉搽太阳并涌泉穴二处。

马蹄惊<small>头向上，四肢乱舞。感风被吓，脾土为主。</small>

每次分阴阳一二百，推三关二百，退六腑一百，脾土推补各一百，运八卦一百，擦四横纹五十，清天河水一百，揉太阳五十，掐五指节五次，摇头一十，掐二人上马五十。汗吐法先用。

上用姜水推。将姜葱捣烂敷膝、腕，取微汗，用布裹之一二时。忌乳食，少用。

水泻惊<small>肚响、遍身软、眼翻白、口作渴。因乳食所伤，寒热不调，以脾土、大肠为主。</small>

每次分阴阳二百。阳边多分，推三关一二百，推大肠一二百，脾土推补各一百，板门推向横纹五十，摩脐并腰眼、龟尾各二三百。用右掌心轻轻于腰脐、龟尾拿荡，左右旋转各五十。<small>男要左旋多些，女要右旋多些，四六分用，推委中、后承山各五七十。</small>

上姜水推之。将蒜捣烂，隔火纸敷脐，量人大小，大者敷一饭之时，小者敷一茶之时。大者禁乳食两时，小者忌一时，以茶汤洗口。然须分寒热，此治寒法。若热，方具杂症内<small>龟尾即尾脊穴。</small>

鲫鱼惊<small>口吐白沫、四肢摆动、眼动。有寒，被吓。</small>

每次分阴阳一二百，推三关一二百，退六腑一百，推肺经二百，运八卦五六十，脾土推补各一百，清天河水一百，运土入水五十，推肾水五十，斗肘五十，掐五指节<small>数次</small>，掐二人上马<small>数次</small>。汗吐法先用。

上用姜葱汤推。蛤粉搽脑顶；揉母乳水，捏去陈积者，方与之食，不可太饱，禁风。凡病推后与之乳或食，俱勿令饱，所谓"要得小儿安，多受饥与寒"是也。总之，不令伤食，养子之良法。

乌鸦惊<small>大叫一声即死、手足掣、口开眼闭。被吓，有痰。</small>

每次分阴阳二三百，推三关一二百，退六腑一百，推肺经二百，清天河水一百，脾土推补各一百，推肾水一百，运八卦五十，揉内劳宫一百。取微汗。如不醒，拿合谷穴，或拿中指巅即醒。<small>二拿法载前。</small>汗吐法要用。

上用姜汤推。忌乳食。蛤粉搽脑顶、涌泉。

---

① "米"，原本作"朱"。据清抄本改。

潮热惊口渴、气吼、昏迷。先被乳食所伤，后感风寒，脏腑有热。多清天河水与水里捞明月。

每次分阴阳二百。阴多些，阳少些，四六分用，推三关一百，退六腑二百，清天河水一百，捞明月五十，掐五指节数次，运八卦五十，揉内劳宫一百。汗吐法要用。

上葱水推之。忌乳食片时。如口中有疮，多清天河水、退六腑。

肚胀惊气喘、眼翻白、作泻。伤食感寒，脾土之症。

每次分阴阳二百，推三关一百，推肺经一百，脾土推补各二百，推肾水一百，掌揉脐二三百。左右旋，男左旋多，女右旋多，四六分用，擦四横纹五十，运八卦五十。

上姜水推之。忌生冷。如泻，揉腰脐、龟尾各二百。法载水泻惊下。

夜啼惊一哭一死、再无住时，手足掣跳。被吓、乳食过度。

每次分阴阳一百，推三关一百，退六腑二百，推心经一百，清天河水一百，推肺经一百，推肾水一百，展翅五十，运八卦五十。

上用盐姜汤推之。少与乳食。

宿沙惊早晚昏沉、人事不醒、咬牙。寒热不均所致。

每次分阴阳二百，推三关二百，退六腑二百，捞明月一百，脾土推补各一百，运八卦五十，推肺经一百，摇头二十，擦四横纹五十，清天河水一百。

上用葱水推。节乳食。

急惊手捏拳①、一撒一死、口偏眼歪。受风，被吓。

先拿合谷穴或中指巅令醒，随用吐法法俱载前。

每次分阴阳二百，推三关二百，退六腑一百，脾土推补各一百，推肺经二百，掐五指节数十次，清天河水二百，运八卦一百，推肾水一百，揉内劳宫二百。汗吐法第一要紧用。

上葱椒研水推之。水调蛤粉搽头顶心、太阳、手足掌心，禁风。忌乳食。

慢惊日逐被吓、眼偏口歪、四肢软拽、喘②气无时。此非一时之病，不可治之太过。

每次分阴阳二百，推三关二百，退六腑二百，脾土推补各一百，推肺经一百，运八卦一百，摇头五十，推肾水二百，小天心久揉之。亦可用吐法。

上麝香水或葱姜汤推之。米泔水洗口，草麻子研饼敷涌泉穴、两太阳。

---

① "拳"，原本作"拿"。据清抄本改。

② "喘"，原本脱。据清抄本补。

弓弯惊<small>四肢向后、头向胸靠、哭声不出。</small>

每次分阴阳二百，推三关二百，退六腑一百，推肾水二百，推肺经三百，运八卦一百，擦四横纹五十，脾土推补各一百，双龙摆尾十次。汗吐法要用。

上葱姜汤推之。以水调蛤粉，搽手足掌心四处。

天吊^①**惊**<small>眼向上、哭声号叫、鼻流水。食后感寒，被吓</small>^②。

每次分阴阳<small>阳二百、阴一百</small>，推三关一百，推脾土<small>推补各一百</small>，运八卦五十，推肾水一百，双龙摆尾三十，揉内劳宫三十。汗吐法要用。

上姜葱汤推之。禁乳食一时。如不止，用取痰法吐其痰。

内吊惊<small>咬牙、寒战、掐不知痛。食后感风，被吓。</small>

每次分阴阳二百，推三关二百，退六腑一百，推肺经二百，天门入虎口五十，清天河水一百，推肾水一百，运八卦五十，揉内劳宫一百。取微汗。汗吐法忌用。

上姜葱汤推之。忌风，节乳食。葱枝捣饼敷头顶心一时。

盘肠惊<small>气吼、眼黄、肚起青筋、饮食不</small>^③<small>进、人事瘦弱、大小便短少。因六腑有寒而致。</small>

每次分阴阳<small>阳一百、阴二百</small>，推三关二百，退六腑一百，推脾土二百，推四横纹二百，推大肠二百，推肾水一百，运八卦二十，运水入土一百，揉腰脐及龟尾二三百，揉内外劳宫各一百，天门入虎口十下。汗吐法可用。

上姜葱汤推之。忌生冷。艾绒敷脐，草麻子为饼敷两脚心。

锁心惊<small>鼻流鲜血、唇眼皆红、眼角粪无时。因火盛所致。</small>

每次分阴阳<small>阴二百、阳一百</small>，推三关五十，退六腑二百，清天河水一百，推肾水一百。

上葱汤推之。蛤粉搽两太阳、两脚心。揉后要退凉，如再热难治。

鹰爪惊<small>两手抓人、眼闭不开、叫哭无时。被吓并乳食所伤，肺经受风，心经有热。</small>

每次分阴阳一百，推三关一百，退六腑二百，脾土推补各一百，运八卦五十，清天河水一百，推肾水一百，打马五十，手足二弯处揉拿之，揉内劳宫一百。汗吐法可用。

上椒汤推之。如甚，用麻丝扎两中指，用花针刺指头出血，以泻其心火。

---

① "天吊"，原本此二字互易。据清抄本乙正。
② "被吓"，清抄本作"被惊吓"三字。
③ "不"，原本作"俱"。清抄本同。据文义改。

呕逆惊肚胀、四肢冷、吐乳食。胃有寒，乳食所伤。

每次分阴阳阳二百、阴一百，推三关二百，退六腑八十，推肺经一百，脾土推补各一百，运八卦五十。仍要先用吐法。

上姜水推之。如胃间有积乳、积食，仍用吐痰法吐之不妨，最要少与之乳食，令多饥。

撒手惊手足掣动、眼歪[1]、咬牙。心经先寒后热，心经为主。

每次分阴阳阳一百、阴五十，推三关一百，退六腑一百，推四横纹五十，天门入虎口二十，清天河水一百，运八卦五十。

上葱水推之。忌乳食。细茶煎汤洗口。禁风，节乳食。

乌沙惊唇嘴皆黑，筋亦黑。食后感风邪入肺。

每次分阴阳二百，推三关二百，退六腑一百，推脾土一百，推肺经一百，运八卦一百，掐二扇门数次，揉外劳宫数次。汗吐法要用。

上葱姜汤推之。要忌乳。如重，用吐痰法吐之。然要量人虚实，久者少吐，近者多吐。过后有虚汗出者，多补脾土、八卦。

看地惊手捻拳[2]、眼看地、不言、口歪嘴斜。

每次分阴阳一百，推三关一百，退六腑一百，运天河水一百，推脾土一百，推心经五十，推肺经一百，按弦八十，摇斗肘二十。汗吐法急用。

上姜汤推。用皂角烧灰存性为末，将醋和饼，贴囟门一时。

杂 症 治 法

治肚疼

每次分阴阳二百，推三关一百，退六腑一百，推脾土一百，天门入虎口一十，抱手揉肚二三百，揉窝风穴五十，掌心揉脐一二百。吐法可用。

上滚水推。用艾槌饼敷脐。忌乳食，要常带饥饿。

---

① "眼歪"，清抄本作"眼歪斜"三字。

② "拳"，原本作"拿"。据清抄本改。

治火眼

每次退六腑一百，清天河水三十，运八卦五十，推肾水一百。

上滚水推，或茶汤推亦可。

治气肿

每次分阴阳一百，推三^①关二百，退六腑二百，推脾土三百，运水入土一百，天门入虎口五十。

上滚水推，或淡醋亦可。

治水肿

每次分阴阳二百，推三关二百，退六腑二百，推脾土三百，运土入水一百。

上姜葱汤推之。忌盐并生冷，乳食亦少用。

治黄症

每次分阴阳二百，推三关一百，退六腑一百，推肾水一百，推脾土三五百，运土入水一百。

上姜葱汤推。山楂煎汤不时服。

治痰迷心窍

每次分阴阳一百，推三关一百，退六腑一百，推肺经一百，推心经五十，推四横纹五十，运八卦五十，揉内劳宫五十，天门入虎口五十，掐五指节数次。吐法急要用。

上麝香水或姜葱汤推之。用吐痰法吐之。如重，用灯窝油鸡毛扫喉中，即吐。

治走马牙疳

每次分阴阳二百，推三关一百，退六腑二百，清天河水二百，捞明月五十，摇头三十。

上麝香水或姜葱汤推。五倍子烧灰存性，炉底、黄连等分，为末搽之。但搽药须于夜间与日间睡着时，用物枕其颈，令仰睡张口，方便用药。若醒时用药，为涎所流，终无益也。

治头肿

每次分阴阳二百，推三关二百，退六腑一百，推脾土一百，揉两太阳五十，运八卦二十，揉内劳宫三十。汗法要用。

---

① "三"，原本作"二"。据清抄本改。

上姜水推之。将葱为饼敷脐，忌乳食，少用。或将艾饼敷头顶。

治痰疟

每次分阴阳二百，推脾土二百，退六腑一百，运八卦五十，推四横纹三十，揉脐一百二十，揉内劳宫三十。汗吐法急用。

上用姜汤推。忌生冷。桃叶研饼敷涌泉穴。

治食疟

每次分阴阳二百，推三关二百，退六腑一百，推脾土二百，推肾水一百，天门入虎口二十，运八卦二十，揉内劳宫三十。汗法要用。

上葱水推。忌生冷，乳食少用。

治虚疟

每次分阴阳二百，清天河水二百，推三关二百，退六腑一百，推脾土三百，运八卦一百，拿二人上马三十。

上葱姜水推。忌风并生冷。桃叶敷脚心。

治邪疟往来不时为邪

每次分阴阳二百，清天河水二百，推三关一百，推肺经一百，掐五指节二十，推四横纹二十，运水入土五十，拿二扇门三十，揉内劳宫二十。汗法要用。

上葱姜汤推。忌生冷。用独蒜一个捣烂，隔火纸敷内间使，大者久敷，小者少敷。或桃叶捣敷涌泉穴内间使即天河水处。

治红痢

每次分阴阳二百，推三关一百，退六腑二百，推大肠二百，运水入土一百，板门推向横纹五十，摩脐并腰眼及龟尾各一百二十，推委中、后承山各五七十。

上葱水推之。黄连、甘草各等分，煎汤服之。

治白痢

每次分阴阳二百，推三关二百，退六腑八十，推脾土一百，推大肠一百，运水入土一百，板门推向横纹五十，摩脐并腰眼及龟尾各一百二十，推委中、后承山各五七十。

上姜葱水推。忌生冷。甘草、黄连各等分煎汤服之。

治赤白痢

每次分阴阳二百，推三关一百，退六腑一百，推脾土一百，运八卦五十，推大肠一百，板门推向横纹五十，摩脐并腰眼及龟尾各一百二十，推委中、后承山各五七十。

上葱姜水推之。忌生冷。艾叶同花椒研饼敷脐，以绢布护之，愈而后去。

治禁口痢

每次分阴阳二百，推三关一百，退六腑一百，推脾土二百，推大肠二百，板门推向横纹五十，摩脐并腰眼及龟尾各一百二十，推委中、后承山各五七十。

治疳积、黄疸 凡面口黄，肌瘦，发稀竖，肚大者是也。

每次分阴阳二百，推三关一百，退六腑一百，脾土推补各二三百，推肾水一百，抱肚揉一百，摩脐左右旋各一百。

以上诸症，治无遗法，犹恐学者忽略，又编次手法捷要歌诀于下，以便记诵。以致叮咛，不厌重复。

歌云：

人间发汗如何说，只在三关用手诀；

再掐心经与劳宫，热汗立至何愁雪？

不然重掐二扇门，大汗如雨便休歇；

若沾痢疾并水泻，重推大肠经一节；

侧推虎口见工夫，再推阴阳分寒热；

若关男女咳嗽诀，多推肺经是法则；

八卦离起到乾宫，中间宜乎轻些些；

凡运八卦开胸膈，四横纹掐和气血；

五脏六腑气候闭，运动五经开其塞；

饮食不进儿着吓，推动脾土就吃得；

饮食若进人事瘦，曲指补脾何须怯；

若还小便兼赤涩，小横纹与肾水节；

往上推而为之清，往下退而为补诀；

小儿若着风水吓，多推五指指之节；

大便闭塞久不通，盖因六腑有积热；

小横肚角要施工，更掐肾水下一节；

口出鼻气心经热，只要天河水清切；

上入洪池下入掌，万病之中都去得；

若是遍身不退热，外劳宫上多揉些；

不问大热与大炎，更有水里捞明月；

天门虎口斗肘诀，重揉顺气又生血。

黄蜂入洞医阴症，冷气冷痰俱治得；

阳池穴掐止头痛，一窝风掐肚痛绝；

威灵总心救暴亡，精宁穴治打逆咽；

男女眼若往上撑，重重多揉小心穴；

二人上马补肾经，即时下来就醒些；

男左三关推发热，退下六腑冷如铁；

女右三关退下凉，推上六腑又是热此四句已辨在前"男女左右说"下。大约男女既分左右

手，则三关、六腑想亦相同。用者细心更参之，莫误；

病症虚实在眼功，面部详观声与色；

寒者温之热者清，虚者补之实者泻；

仙人传下救孩童，后学殷勤当切切；

古谓哑科治法难，惟有望闻^①问病策；

我今校订无差讹，穴道手法细分别；

画图字眼用心详，参究其中真实说；

非我多言苦叮咛，总欲精详保婴血；

更述一篇于末简，愿人熟^②诵为口诀；

诸人留意免哭儿，医士用^③心有阴德。

又有小儿不论何病，如久病而尫瘦，虚热，或眼皮不起，或咳嗽不出，欲愈不愈

---

① "闻"，原本作"门"。据清抄本改。

② "熟"，原本作"热"。据清抄本改。

③ "用"，原本作"庸"。清抄本同。据文义改。

者，多因脏腑枯涩，脾气不润。急宜与之滋味，如荤^①汤之类，以资其脾胃，极妙。大者与之自食，小者与之母食度乳。如大者能吃肉，不妨与之，但要逐渐少与，勿令过伤。此说若与庸医商量，断不肯从，明者自决。大人有病尤可用。记之！记之！

又凡小儿不拘何病，父母抱之，以手掌心贴儿脐下小腹^②，往上轻轻托抱之；又令一人抱其头左右旋摇各数十，能令五脏冲和，百病消散。其睡时亦以手按其小腹，功效如神。

以上二说，是吾心得之妙，屡经试验，大人小儿去病如神。特揭之以活众，留心毋忽！

补 推 指 法

凡小儿一二岁以内，指小难捉，医用左手大指与名指或中指对拿着病者应推之指梢，以食指托起指背，却以右手中指、名指分夹^③病者手掌，以大指推之。惟推脾土，医用大指、食指^④拿其指梢。随便用之，在人活法。

---

① "荤"，原本作"晕"。据清抄本改。
② "腹"，原本作"复"。据清抄本改。
③ "夹"，原本作"大"。据清抄本改。
④ "指"，原本作"食"。据清抄本改。

图解

周 身 穴

推拿左右相同，但不便并泻。急惊推拿，自上而下；慢惊自下而上。

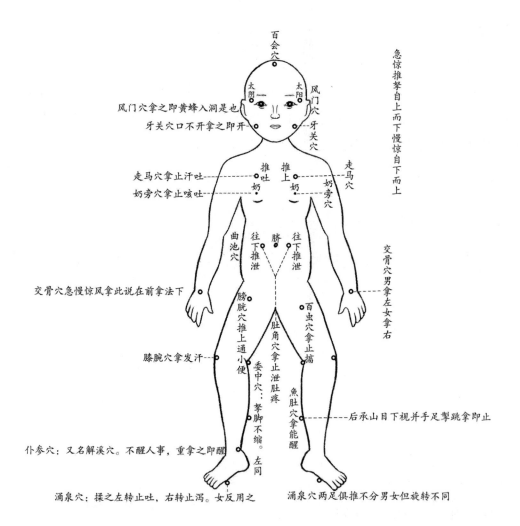

百会穴

太阴　太阳

风门穴

风门穴拿之即黄蜂入洞是也

牙关穴口不开拿之即开

牙关穴

走马穴拿止汗吐——　推吐奶　推上奶　奶旁穴　走马穴

奶旁穴拿止咳吐——

曲池穴　往下推泄　脐　往下推泄

急惊推拿自上而下慢惊自下而上

交骨穴急慢惊风拿此说在前拿法下

交骨穴男拿左女拿右

膀胱穴推上通小便　肚角穴拿止泄肚疼　百虫穴拿止搐

膝腕穴拿发汗——

委中穴：挛脚不缩。左同

鱼肚穴拿能醒

后承山目下视并手足掣跳拿即止

仆参穴：又名解溪穴。不醒人事，重拿之即醒

涌泉穴：揉之左转止吐，右转止泻。女反用之

涌泉穴两足俱推不分男女但旋转不同

背 上 穴

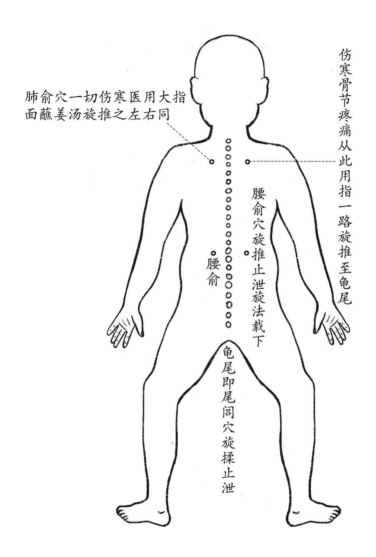

肺俞穴一切伤寒医用大指面蘸姜汤旋推之左右同

伤寒骨节疼痛从此用指一路旋推至龟尾

腰俞穴旋推止泄旋法载下

腰俞

龟尾即尾闾穴旋揉止泄

推骨节法：左旋◎属补，右◎属泻。

凡用旋推者俱照此，但补泻相须，四六分用。

195

掌 面 总 图

男左女右，凡指有横①纹处即五指节。

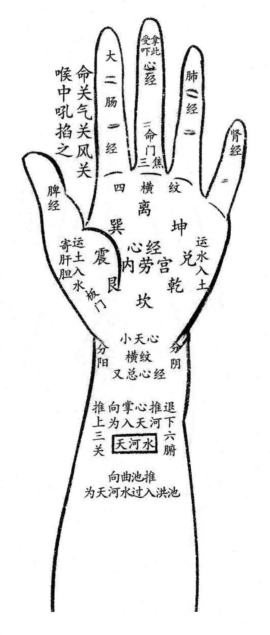

---

① "横"，原本作"黄"。据清抄本改。

掌背总图

男左女右。

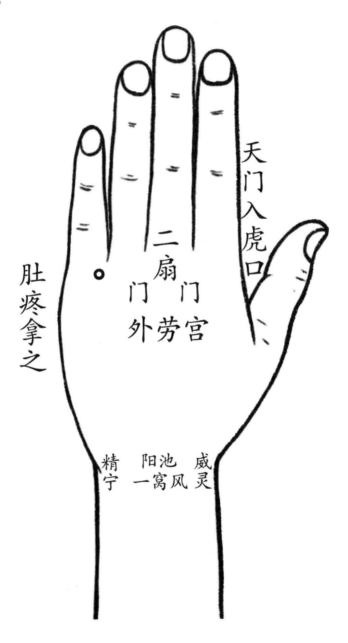

分阴阳、推三关、退六腑图说 附中指巅拿穴

　　凡分阴阳，医人以两手食、中指托病者手背，又以两手名、小四指夹病者手掌，以二大指于阴阳处向两边分之。推三关、推六腑，照字所向推退。其多少之数，俱详载前《分阴阳、推三关、推六腑说》下：

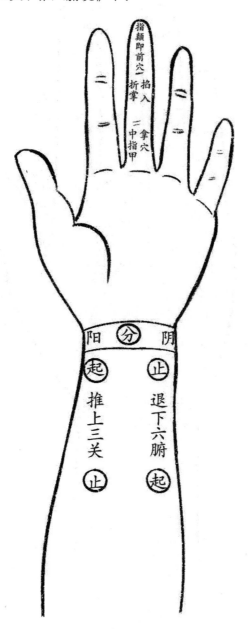

运八卦、运土入水、运水入土图说_{附跪指拿总心穴}

　　凡用八卦，医用大指面，自乾上起推至兑^①上止，但到离上轻轻带过，恐动心火，除俱要动。自脾土推至肾水止，为运土入水，止泻。自肾水推至脾土止，为运水入土，止痢。

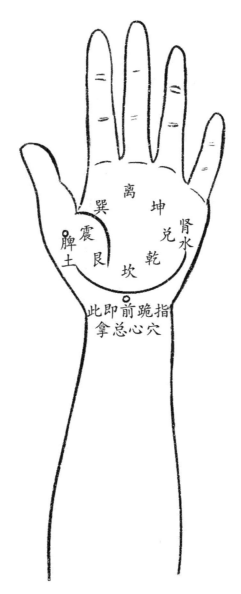

---

① "兑"，原本脱。据清抄本补。

板向横、横向板图说

推板门推向横纹，止泻痢，或要吐用之。自横纹推向板门，止呕吐，或要泻用之。

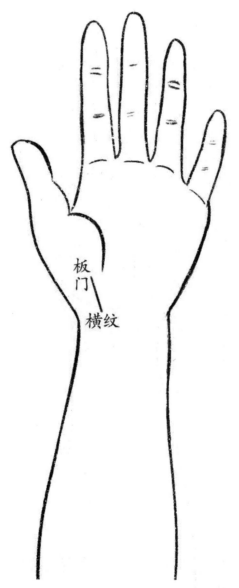

以上四图说系手掌，因用法难明，故表明之，余不尽言。

二扇门、二人上马图说

二扇门，在中指骨两边空穴处是。二人上马，在名、小二指骨界空处是。二扇门手法，医用两大指甲锁掐中指骨两边空处。二人上马，医用一大指甲锁掐名、小二指界空处。

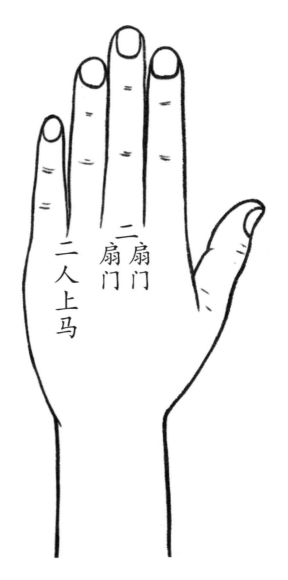

此一图说系手背，因用法难明，故表明之，余不尽载。

灸灯火穴<small>凡穴软处是</small>

畏灸者，用人捉灸之，立愈。断非虚言。

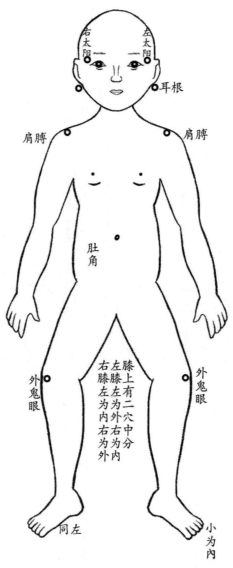

有等小儿，气粗皮厚。自五七岁，自十五以外。如感冒风寒，发热无汗，先预备葱姜汤、姜粥听用。医先用麻绳，热水扑湿，两手扯张，将病人遍身一刮，随用灯草蘸香油点火，于所点穴道各一壮。善灸者，能令爆响。灸完，能食者与之姜粥，小者灌之葱姜汤，以被^①盖之。寒天用火一盆置床前，少顷汗出如水即愈矣。此法大人亦可用，去病如神，试之屡验。但脚冷者，灸之自下而上。但刮痧时，用滚水一大盆，病大者坐于其上，小者抱其上，蘸滚水刮之。倘有大汗，轻者不灸亦可。

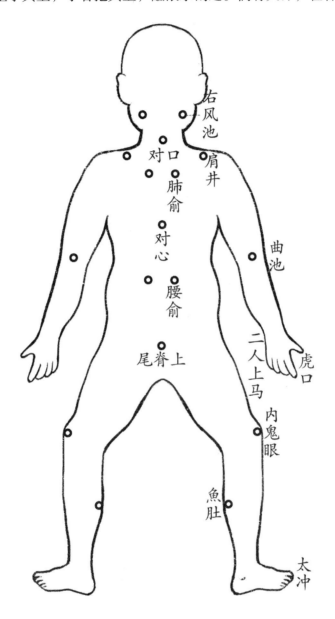

左穴同右。

---

① "被"，原本作"皮"。据清抄本改。

分阴阳手法图说_{详前}

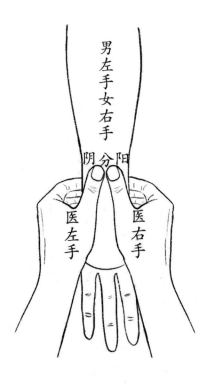

推三关手法图说_{详前}

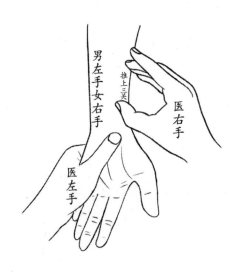

退六腑手法图说_{详前}

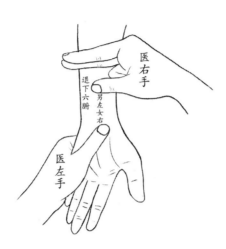

医右手

退下六腑

男左女右

医左手

天河水手法图说_{详前}

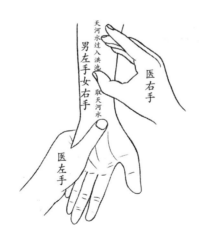

天河水过入洪池

男左手女右手

取天河水

医右手

医左手

天门入虎口图

推大肠同此指，但天门只推指左侧，直入虎口；大肠推指面，自指巅起至指根止。

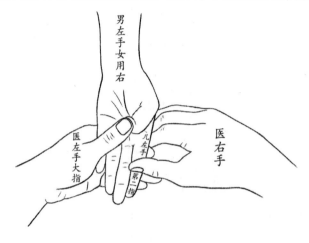

屈指补脾土手法图

屈拿其指屈节推之，故为补；若直其指则为推。互相为用，在人活法。说详前。

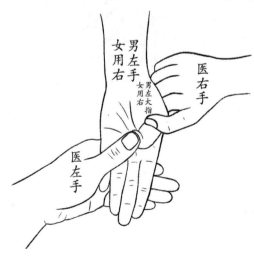

推中指手法图 _{余指例推}

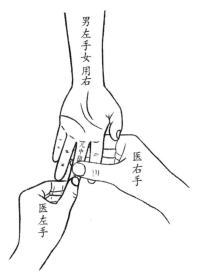

凡推各指，医俱以大指、无名指拿住指巅，以中指、食指[①]托其指背，而于其指面推之。但法难以尽拘，随便活法用之。

一切手法本欲逐一描画，但中有转画转不明者，姑画其易明者，然摹拟亦尽且若矣。因类而通之，活变而用之，是在明者，毋苦难[②]耳。若后灸灯火图法便为神奇，但人多骇而畏之，而不知轻火一点，不疼不痛，皮毛即时爽快，妙不容言，何足畏哉？其在大人更宜早用。凡推，口记下，数要到。

附：经验

活幼黄金散

小儿一切惊风、吐泻、腹胀、不思饮食、热极烦燥、二[③]便结涩，诸般杂症，服

---

① "指"，原本脱。据清抄本补。
② "苦难"，原本作"若唯"二字。据清抄本改。
③ "二"，原本脱。据清抄本补。

之并效如为丸，绿豆大，硃砂、金箔为衣，量^①大小服之。

天竺黄_{五钱} 全蝎_{去头尾，瓦焙干，五钱} 蝉退_{去头足，三钱} 僵蚕_{炒，五钱} 甘草 黄芩 郁金 姜黄 山栀仁_炒 白蒺藜_{炒，去刺} 防风_{以上各一两} 牛黄_{或一钱或五分}

上^②十二味共干研，为极细面，每服小者一匙。大者如用，调引附后。牛黄、天竺，不犯铁器。

惊风，薄荷汤下。烦燥，灯心同金银煎汤下。呕吐、泄泻，姜汤下。膨胀、不思饮食，神曲、麦芽煎汤下。潮热盛者，用灶心土五钱入灯心、竹叶汤下。大便秘结，量用大黄煎汤下。小便赤涩，用车前草、竹叶、灯心同煎汤下。大小便俱不通，用猪苓、泽泻煎汤下。

上方牛黄、天竺二味难得，有力之家用之，贫家只用推拿可也。

启脾芦荟丸_{治五疳脾虚、面黄肌瘦、发稀直竖、肚大青筋、或吐或泻}

山楂肉_{四两} 陈皮_{去白，一两} 枳实_{麸炒，一两} 胡黄连_{净，一两} 使君子_{一两} 青黛_{五钱} 芦荟_{五钱} 人参_{五钱} 青皮_{五钱} 莪术_{六钱} 芜荑_{六钱} 神曲_{六钱}

上为末，使君子壳煎汤，大米为末，打糊为丸，如龙眼核大。每服一丸，清米汤化下_{此方无难备，凡小儿诸病，此二方尽之矣。}

治恶痘_{黑陷将死，此药起死回生}

紫草茸_{三分} 川山甲_{二分，炒成珠}

上二味为极细末，用人参煎汤调下五分，即刻起顶贯浆，次第取功，真仙丹矣_{此方紫草茸难得，然效果如神，特并载之！}

---

① "量"，原本作"良"。据清抄本改。
② "上"，原本作"又"。清抄本作"右"。据文义改。